看護学生のための 実習ハンドブック

Beginner's
Practical
Handbook

はじめての

著

加邉隆子
山田たず子

伊藤百合子
那須詠子
葛谷辰枝

メヂカルフレンド社

実習は、看護学生の皆さんにとって、欠かすことのできない学びの場です。講義や演習を通して学んできた知識を活かし、患者さんと実際にかかわることを楽しみに思う気持ちと、はじめての実習に緊張と不安な気持ちを抱いている人も多いと思います。この本『看護学生のためのはじめての実習ハンドブック』は、そんな皆さんの不安な気持ちを少しでも和らげ、次の日もがんばろうと思える手助けになることを目指しています。

第1章は、看護者として必要なマナーや守秘義務、看護倫理など基本的な姿勢を理解することからスタートします。第2章では、実習の準備について詳しく解説。何を準備すればいいのか、何を持っていくべきなのかなど、具体的なアドバイスをします。第3章では、実習で必要となる基本的な看護技術を詳しく解説し、実際の看護援助のポイントを確認できるようにしています。第4章では、実習中の一日の流れを具体的に紹介し、患者さんや指導者さんとのかかわりへのヒントも解説しています。最後の第5章では、実習記録と翌日に向けての準備のコツなどを学ぶことができます。

看護学生の皆さんが真摯に学び、成長し、そして何より自信をもって看護の世界に一歩踏み出せるよう、本書がそばで力になれれば幸いです。

2023年7月
執筆者一同

CONTENTS

第 4 章　実習中の流れを学ぼう

第 5 章　看護過程と実習記録

表紙デザイン・本文デザイン：岩永香穂（MOAI）

表紙イラスト：加納徳博　　本文イラスト：加納徳博、北原功、スタートライン

第 **1** 章

実習の基本を身につけよう

この章では、これから始まるすべての実習において必要不可欠な基本的なポイントについて説明しています。初めての実習では、まずこれらを身につけることから始めましょう。

01　臨地実習の目的

　臨地実習は**自ら看護体験を積み重ね、看護師としての資質を高めて
いくためのもの**です。机上で学んだことを、実際の場に臨んで生かし学
習していきます。また、実習は様々な人に接し、健康のすばらしさや生
命の尊さを実感しながら、**人間の相互関係のあり方を学んでいく場**でも
あります。

1 　基本的な態度から専門的な学びへ

1 / 臨地実習の種類と時間

　看護学校における臨地実習は、3年間で23単位、おおよそ**1000時
間を超えます**（表1-1）。そして、**学年や習熟度に応じて目的やその内容
が変化**します。

まずは、基本的な態度を身につけることから

　初めての実習では、患者さんとかかわるための基本的態度を養いま
す。**あいさつや、身だしなみ、言葉遣いに注意を払って行動すること**が
大切です。

学年が上がるにつれて専門的な実習内容に

　学年が上がるとともに、相手への関心をもつことや、相手を尊重し自
分の意見を伝えることなどを軸として、**専門職業人として必要な健康段
階や発達段階に合わせたコミュニケーション法、共感・傾聴する態度な
どの治療的コミュニケーション法**を身につけていきます。また、患者さん
だけでなく実習指導者さんや医療スタッフとの間で**報告・連絡・相談**を
自ら積極的に行い、チームの一員としてコミュニケーションをとることも必
要です。

　実習が進むにつれて、さらに看護学の各領域の専門的知識や技術を

表1-1 養成所の特性を反映させた実習の種類（一例）

科目	単位	時間	時期
基礎看護学実習I	1	45	1年次
基礎看護学実習II	2	90	2年次
地域で生活する人と生活を知る実習	2	90	
多職種連携・地域包括ケア実習	2	90	2年次前期〜後期
地域・在宅看護論実習	2	90	
成人・老年看護学実習I	2	90	
成人・老年看護学実習II	2	90	
成人・老年看護学実習III	2	90	2年次後期〜3年次
小児看護学実習	2	90	
母性看護学実習	2	90	
精神看護学実習	2	90	
統合（看護の統合と実践）実習	2	90	3年次後期
合計	23	1035	

※3年課程の専門学校のカリキュラムに沿って作表したものです
※「時期」はおおよそを示したもので、学校によって異なります

活用しながら、対象に応じた看護実践をしていきます。

2 / 実習要項を読んで、実習の目的・目標を理解しよう

　実習要項には、それぞれの実習目的・目標が記載されています。また、**実習中、どのように行動すればよいか、実習記録の書き方、実習評価の方法**なども詳細に書かれています。オリエンテーションを受ける際にはもちろん、実習期間中にも必要です。

　実習要項をよく読み、**自分が何を学ぶことを求められているのかを把握**し、自ら考えて行動できるように準備しましょう。

02　医療従事者としてのマナー

　実習は単に知識や技術を習得するだけの場ではありません。看護師としてのふさわしい態度や資質を養う場でもあります。実際の患者さんやご家族から学ばせていただいているという**謙虚な気持ち**で、学ぶ立場とは何かを考えつつ実習することが、専門職業人としての自己を磨き、人間としての成長へとつながっていきます。

　なかでも、**マナーを守る**ことは、相手とコミュケーションを行う前段階の準備としてとても大切です。看護学生は一般的なマナーに加えて、特別なマナーが求められますので、十分に理解しておきましょう。以下に詳しく解説していきます。

1　身だしなみ

1／ふさわしい見だしなみの例

　まずは、ふさわしい身だしなみの例を確認してみましょう（ 図1-1 ）。

2／身だしなみは患者さんの環境の一部

　看護師の身だしなみが患者さんの回復を促進することもあれば、逆に妨げることもあります。患者さんの具合が悪い場合、特に悪心（吐き気）や食欲不振があると、**派手なメイクや化粧の香りは刺激**になります。患者さんは病気からの回復に集中し、体力の消耗をしないよう安静にしています。そのようなときに派手な化粧や香りが気になると、「今日はこれ以上は結構です」という気持ちになるかもしれません。**看護者の身だしなみは患者さんの環境の一部である**ことを忘れないようにしましょう。

3／清潔なユニホームは患者さんから信頼される第一歩

　ユニホームが汚れたりしわがあったりすると、「何かに感染しないだろうか」と心配になる患者さんがいます。**清潔でしわのないユニホームを着**

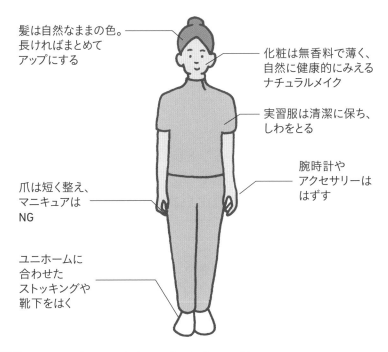

髪は自然なままの色。
長ければまとめて
アップにする

化粧は無香料で薄く、
自然に健康的にみえる
ナチュラルメイク

実習服は清潔に保ち、
しわをとる

腕時計や
アクセサリーは
はずす

爪は短く整え、
マニキュアは
NG

ユニホームに
合わせた
ストッキングや
靴下をはく

図1-1　**実習でふさわしいとされる身だしなみの例**

用することで、患者さんに安全で安心できる医療を提供できる印象を与えられます。

4 / 身だしなみを通して誠実で健康的な印象を与える

　患者さんや看護師は、学生の受け入れに際して、**「看護師になるために必要な知識や態度を身につけ、立派な看護師になってほしい」**という思いがあります。そのために「自分が役に立てるのであれば」という気持ちで実習を受け入れている患者さんも多くいます。

　もし患者さんの立場になったとき、金髪に染めた学生がベッドサイドに立ったら、「こんなだらしない人に任せて大丈夫かな?」と思われてしまうかもしれません。

　あなたの外見が相手にどう感じられるかを考えて、**誠実で健康的な印象を与えられるよう、身だしなみを整えましょう。**

　病院や医療現場では、たくさんの患者さんや医療スタッフなどと接することになります。適切なあいさつは、すべての信頼関係を築くための基本となりますので、必ず身につけましょう。

1 / 看護学生も病院のスタッフとしての意識をもとう

　学生であっても、患者さんから見れば、病院にいる人という点で病院の職員と同じです。"**自分は実習している病院や施設のスタッフの一員である**"という自覚をもちましょう。

2 / 看護師が病棟で行うあいさつの意義

　看護師は、朝病棟に入ったとき、休憩に入るとき、休憩から戻ってきたとき、業務が終了し帰るとき、必ずあいさつをしています。一日気持ち良く業務を行うためという理由もありますが、"**これからチームの一員として一緒にがんばりましょう**"という思いであったり、"**病棟から離れます／帰りました**"という**チームへの申し送り**の意味もあります。24時間365日、チームで協力し、交代しながら患者さんの命を守っているのであり、あいさつにより責任の所在が明確になるのです。

3 / 看護師・医療スタッフへのあいさつ

　あいさつをしっかりすることで、看護師・医療スタッフには、「実習へのやる気がみえる」「チームの一員として活動している」といった印象をもたれます。

　受け持ち患者さんのケアの際は、担当看護師から「一緒に行こう」と声がかかったり、医療スタッフから「がんばってね」「お疲れさまでした」といった、チームの一員としての声をかけてもらえるきっかけにもなりやすいです。

　病棟に入るとき、看護師や医療スタッフには「**お仕事中失礼します。△△学校（大学）の1年生の○○です。本日一日よろしくお願いします**」

と気持ち良くあいさつしたいですね。

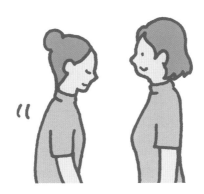

4 / 患者さんの部屋へ入退室する際のあいさつ

　病室への入退室や、カーテン開閉の際のあいさつは大切です。患者さんの部屋やカーテンで仕切られた内側は、**プライベートな空間**であり、患者さんはそこで生活をしています。あいさつをすることで、患者さんから、プライベートな時間や空間への配慮をしてくれる人だという印象になります。

入室する前

「**Aさん、学生の○○です。今よろしいでしょうか**」と一声かけてから入るといいでしょう。ただし、患者さんが眠っている場合もあるため、生活リズムも配慮しましょう。

退出する際

「**これで失礼します。また×時頃にうかがいます**」「**今日はありがとうございました。明日また×時頃にうかがいます**」と伝え、カーテンを閉めるようにしましょう。次の予定も含めて伝えることで、患者さんも準備ができます。これにより、患者さんを尊重し、尊厳を守ることができます。

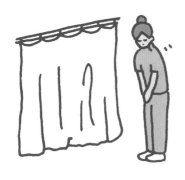
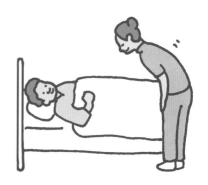

3 ていねいな言葉遣い

　敬語は、先輩や目上の人に敬意を示すために使います。しかし、最近はSNSの普及や目上の人との交流の減少などもあり、敬語を使用する機会が減っています。そのため、ふとした瞬間に「ため口」になったり、若者言葉が出ることがあります。日常の学生どうしの会話で「なくない?」「やばい!」という言葉を使うことがありますが、皆さんがこれから接するのは、人生経験の長い年上の方ばかりです。**学校生活のなかで、日頃から学ぶ立場であることを忘れず、ていねいな言葉遣いを心がけましょう。**

COLUMN　先輩看護師さんからの実習アドバイス①

▶　**看護は患者さんとのかかわりの積み重ね**

　私の心に残る学生Aさんとのかかわりがあります。Aさんは、認知症の患者さんと最初は意思疎通がうまくいかず、苦悩していました。ですが、Aさんは元気なあいさつを毎日欠かさず、気づくと患者さんは「あの元気な子はまだ?」とAさんを笑顔で待つようになっていて、次第に生活リズムも整いました。私はAさんの元気なあいさつや思いやりの心が患者さんの回復を促進したのだと思っています。このように看護は、日々の患者さんとのかかわりの積み重ねで成り立っています。その楽しさを見つけてほしいと思います。

03　守秘義務

　看護師には、患者さんの情報を適切に保護する責任があります。プライバシーを尊重し、信頼関係を築くためにも、守秘義務を遵守することは欠かせません。保健師助産師看護師法においては、**業務上知り得た人の秘密を漏らしてはならない**（第42条の2）ことが定められています。

1　会話における個人情報を守るためのポイント

1／公共の場では個人情報を共有しない

　病院以外の場所で、実習の内容がわかるような会話は避けましょう。たとえば電車やバスの中、カフェやファミリーレストランなどです。また病院内では、廊下やエレベーターなどで、患者さん個人にかかわる話をすることは慎みましょう。**情報を共有する場合は、ナースステーションやカンファレンスルームなどで行います。**

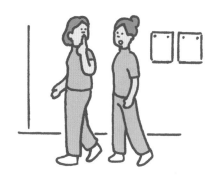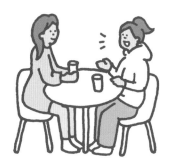

2 / 実習グループでの協力が重要

　学生どうしで会話が盛りあがり、場所や時間、状況を忘れて、意図せずに自分の行った看護や、患者さんについての情報交換をしてしまいそうになるかもしれません。そのようなことがないよう、**実習グループで互いに協力し合いながら注意しましょう**。これは、実習が終了した後も同様です。

3 / 知らない人からの質問に注意しよう

　知らない人から患者さんについて質問されることがあるかもしれません。その場合、「**患者さんの個人情報にかかわることですからお答えできません**」と答えましょう。

2　実習記録における個人情報を守るためのポイント

　実習記録は、学校によって個人情報が漏えいしないよう工夫されています。

1 / 個人情報を特定できないようにする

　実習記録に個人情報をそのまま記載した場合、その記録が不適切な方法で保管されたり、第三者に渡ってしまうと、**個人情報が漏えいしてしまう可能性があります**。以下に注意して記録を行いましょう。

できる工夫

- ✔ 実際とは異なるイニシャルを使用する（例：A氏）。
- ✔ 年齢をあいまいにする（例：60歳代）。
- ✔ 病院名や病棟名、住所、電話番号などの個人情報は記録しない。

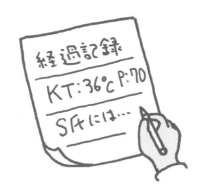

2 / 記入する場所に気をつける

　電車やバスなど公共の場での記録やメモは避けましょう。周囲の人に内容を見られ、情報の漏えいにつながるおそれがあります。それを避けるためにも、**実習中の時間や学内学習の時間を効率的に利用し、実習中に記録を済ませましょう。**

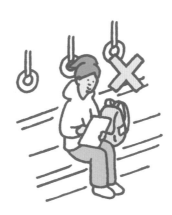

3 / 施設の情報を外部に持ち出さない

デジタル端末でデータを持ち出すことも厳禁です。たとえば、電子カルテの内容をスマートフォンなどで写真に撮ることは避けましょう。

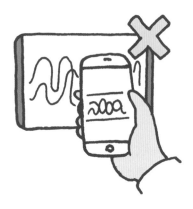

04　看護における倫理の重要性

1　看護師の判断の基準としての倫理

　倫理とは、人間としての良いあり方や行為を判断する基準です。看護における倫理とは、対象にとって何が良いことであるのか、つまり**良い看護とは何かを考えること**です。

　看護師には、患者さんと接する様々な場面で、多くの判断が求められます。看護師としてどのようにすることが望ましいかを判断する際、自分の主観で良し悪しを決めるのではなく、看護師としてその場でどうすることが良いことなのか、なぜそれが看護師として取るべき行動なのかを考える必要があります。

2　判断の根拠となる「看護の倫理原則」と「看護職の倫理綱領」

　看護師の行動を判断する根拠となるのは「**看護の倫理原則**」と「**看護職の倫理綱領**」です。この原則に照らし合わせて考え、判断する必要があります。

1 / 看護の倫理原則

　看護の倫理原則（**表1-2**）は、「自律尊重の原則」「善行の原則」「公正、正義の原則」「誠実、忠誠の原則」「無危害の原則」です。

表1-2　看護の倫理原則

自律尊重の原則	患者の決定を尊重し、従う
善行の原則	患者の考える最善の利益を考慮し、そのために最善を尽くす
公正、正義の原則	利益や負担は平等に配分されなければならない
誠実、忠誠の原則	患者に対して正直で、義務に対して忠実でなければならない
無危害の原則	患者に危害を加えない、リスクを回避する

2 / 看護職の倫理綱領

看護職の倫理綱領は、16の条文からなる看護職の行動指針です（表1-3）。

表1-3　看護職の倫理綱領（編集部による本文の16条の要約）

1. 人々の生命、尊厳、権利を尊重する。
2. 平等に看護を提供する。
3. 信頼関係を築き、その信頼に基づいて看護を提供する。
4. 人々の意向や価値観を尊重し、選択を支援する。
5. 個人情報を適切に取り扱い、秘密を守る。
6. 不利益や危害がある場合は人々を保護し安全を確保する。
7. 自己の責任と能力を把握し、個人として責任を持つ。
8. 継続的な学習で能力を開発・維持・向上させるために努力する。
9. 多職種と協力し、保健・医療・福祉の向上を実現する。
10. 職務に関する行動基準を設定し、質の高い看護を行うために行動する。
11. 研究や実践を通じて専門的な知識・技術の創造と発展に貢献する。
12. 自身のウェルビーイングの向上に取り組み、質の高い看護を実践する。
13. 常に品位を保ち、社会の信頼を高める努力をする。
14. 生命と健康を守るために社会正義の視点で社会と責任を共有する。
15. 専門職組織に所属し、看護の質を高めるための活動に参加し、社会への貢献をする。
16. 災害支援において協力し、被災者の生命、健康、生活を最善の努力で守る。

3　学生だとしても看護における倫理を意識した行動が大切

　実習に臨むにあたり、学生であっても看護における倫理を理解し、行動に移せるよう勉強しておきましょう。ただし、実習中は患者さんの安全・安楽を第一に、自分一人の判断で行動することは避け、**必ず先生や指導者さんに相談する**ように心がけましょう。

第 **2** 章

実習の
準備をしよう

この章では、実習に必要な持ち物、事前学習や資料の整理方法を解説します。さらに、実習前日の心のもちようについてもアドバイス。一緒に実習への準備と理解を深めていきましょう。

01 　実習に必要な持ち物をそろえよう

　初めての実習は、ただでさえ緊張してしまうものです。準備段階でも、何を持っていくか悩むかもしれません。ここでは、実習に安心して臨むために役立つアイテムを紹介します。

実習の持ち物チェックリスト

☐ 実習要項　　　　　☐ 実習記録用紙　　　☐ メモ帳

☐ 多色ボールペン　　☐ 聴診器　　　　　　☐ 秒針付き時計

☐ 事前学習　　　　　☐ ポケットサイズ　　☐ トートバッグ
　　ノート・ファイル　　　検査値データ表

具体的にどんなものがよいか見ていきましょう。

1 実習要項

実習要項は忘れずに持っていきましょう。これには、**実習の目的・目標**や**具体的な方法**が記載されています。**困ったときや確認したいことがあれば、そのつど参照しましょう。**

2 実習記録用紙

記録用紙は紛失防止のため、クリアファイルやクリアホルダーではなく**穴を開けてとじるファイル**を用意しましょう。

3 メモ帳

患者さんの予定、測定したバイタルサインの数値、指導者さんから受けた指導や助言などをメモするために欠かせないアイテムです。

1 / メモ帳の選び方

紛失によって個人情報が漏洩するのを防ぐために、**切り離せないノートタイプ**かつ、**ユニホームのポケットに入るサイズ**がオススメです。また、**リールやストラップをつけてユニホームに留める**ことで、紛失を防げます。

2 / メモ帳にはあらかじめ準備しておく

初めての実習では、緊張して何を観察するのか忘れてしまうこともあります。**その日の観察項目やバイタルサイン**は、あらかじめメモ帳に**表にしておく**と使いやすいでしょう。

4 多色ボールペン

メモする際には、**忘れてはいけないことや異常値などを赤で書く**などの工夫をしておくと、後でメモを見たときにわかりやすくなります。色の分け方は、自分の使いやすいように決めてみてください。

第**2**章 実習の準備をしよう

5 聴診器

　聴診器は、患者さんの血圧測定やフィジカルアセスメントの際に必要です。病棟で用意されている場合もありますが、**自分の使い慣れている聴診器のほうが安心**です。使用するごとに**アルコール綿で消毒**し、感染予防に注意しましょう。

6 秒針付き時計

　時間の確認に加え、脈拍・呼吸数などの測定に使います。**秒針付きの時計**を選び、測定時は秒針を確認しましょう。腕時計では手洗いの際に手首周囲を十分に洗えなくなるため、**ナースウォッチが便利**です。

7 事前学習ノート・ファイル

　看護技術のまとめや講義・演習のノート、講義資料などをファイルに整理して持っていると、いつでも見直しができます。患者さんの状況の変化や、指導を受けて援助計画の修正が必要になることもあるので、**あらゆる状況に対応できるよう**準備してあると安心です。

8 ポケットサイズの検査値データ表

　患者さんのアセスメントには検査値が必要ですが、すべて覚えることは難しいので、ポケットサイズの検査値データ表を持ち歩くと便利です。必ず必要なわけではありませんが、ぜひ活用しましょう。

9 トートバッグ

　実習要項や記録用紙、事前学習ノートなどを手に持って病棟まで移動すると、何かしらの理由で紛失することもあるかもしれません。そこで、**まとめて持ち運べるトートバッグ**を準備しましょう。**ファスナー付き**で口を閉じることができるものがベストです。

02 事前学習と資料整理をしよう

1 患者さんへの援助には事前学習が必須

　実習では患者さんへの適切な援助を行うために、**事前に患者さんの状態や疾患・障害について理解する**ことが必要です。個々に合わせた援助を行うために、その根拠を理解しておきましょう。

1 / 事前学習の不足は実習中の悩みを生む

　事前学習が不足していると、実習中に援助計画を立てられなかったり、調べ物に時間がかかってしまったりすることになり、睡眠時間を削ってしまうことになりがちです。

2 / 事前学習は自分自身のモチベーションにもつながる

　援助したことの意味が理解できると、患者さんの変化と結びつけて考えることができ、自分の看護の意味を見いだすことができます。何より、回復していく患者さんの姿を見ることができるとうれしいですよね。自分のモチベーションも上がっていき、看護師としてのやりがいにつながります。実習を乗り越えるためには、自信をもって臨めるよう、事前の準備が大切です。

初めての実習を前に、何から学習しておけばいいか迷っている人もいるかもしれません。ここでは、どのような事前学習を行うべきか解説します。ここにあることはもちろん、第1章で学習したことも頭に入れておきたいですね。

1 / 看護の対象の理解

看護の対象は、個人の病気や年齢による身体的・心理的特徴によって生じる問題が異なります。患者さんを理解するためには、**発達段階と発達課題、各段階における身体面・心理社会面における特徴**を把握する必要があります。

発達段階と発達課題

患者さんが**どの発達段階にあるか、その段階の特徴や課題は何か**を理解することで、適切な援助を行うことができます。また、患者さんが**その課題を乗り越えられているのか、これから乗り越えられるのか、どうすれば乗り越えられるのか**を考える必要もあります。まずは**教科書などを参考**にして、発達段階について学習しておきましょう。

2 / 患者さんに合った日常生活の援助方法

実習では、受け持ち患者さんの自立度や状態に合わせてケアを計画する必要があります。患者さんの状態をしっかりとアセスメントしたうえで、ケアの方法を選択しましょう。

患者さんに安全で安楽な援助を提供するために、**技術練習を繰り返しましょう**。まずは学んだ援助技術と原理・原則に基づいて、目的・根拠・手順などを復習しておくことが大切です。必要になる主な技術について、詳しくは、第3章で解説します。

3 / フィジカルアセスメント

　フィジカルアセスメントを活用して、患者さんの状態や変化をとらえ、異常の早期発見や日常生活援助に役立てることが大切です。詳しくは、第3章で解説します。

4 / 解剖生理学

　解剖生理学とは、**正常な人間のからだの構造と機能について学ぶ科目**であり、看護においても患者さんの病態を把握するために重要な基礎知識です。正常な状態を理解しておくことで、病気のためにからだのどの部分に障害が起こり、生活にどのように支障が生じているのかを考えることができます。患者さんを看護するうえでの注意点や観察すべき徴候もわかってきます。

　解剖生理学は、ただ丸暗記をするだけではあまり意味がありません。看護に活用していくために、**病気や治療方法に合わせて必要な知識を復習し、理解を深めていきましょう。**

5 / 治療方法

　受け持ち患者さんが受けている治療内容と、それによる影響を知ることで、患者さんの状態への理解が深まるでしょう。また、治療により期待できる回復過程を理解することで、患者さんの今後の状態を予測することができます。

6 / 患者さんに行われる検査

　患者さんに行われる検査について知っておくことは重要です。なかでも、**血液検査の基準値を覚えておくとよいでしょう。**現在の検査値と基準値を比べて、それが何を示しているのかを病状と結びつけて考えれば、患者さんの状態をより正確にとらえることができます。

　日常生活の援助方法、フィジカルアセスメントは、講義や演習で使用した資料や作成したノートを実習中に調べやすいようにしておき、援助の修正があるときにすぐに見直せるようにしておきましょう。援助を実際に実施するイメージでまとめていきます。以下の順にまとめるとわかりやすいです。

1 / 援助の目的

　援助の目的がわかっていると、**患者さんへの説明の際にわかりやすく**伝えることができます。

2 / アセスメント

　アセスメントは**具体的に何をどのように観察するのか**がわかるようにまとめるとよいでしょう。指導者さんへの報告もしやすくなります。

3 / 必要物品

　あらかじめ書き出しておくことで、慌てず、忘れずに準備できます。

4 / 援助の手順

　根拠も含めて書いておくことで、自信をもって援助に取り組めます。

5 / 留意事項

　患者さんの安全・安楽と苦痛を避けるための、配慮や注意点をリストアップします。

　実際の場面では、その内容に患者さんの症状や個別のニーズを踏まえた留意事項が加わります。

　また、技術練習の際に自分が間違えやすい点なども考え、特に集中して取り組むべき点も記録します。

03　実習前日にしておくと安心なこと

　いよいよ、明日は実習！ この瞬間が、看護師になる夢の第一歩です。しかし、「明日から実習」と思うと、緊張も高まってくると思います。患者さんとうまくコミュニケーションをとれるだろうか、看護師さんにどうやって話しかけたらいいかな、援助で失敗したらどうしよう……。こんなことを考えると、不安も増すばかりです。緊張してはいけない、というほうが難しいでしょう。

　ここでは、実習の前にしておくことで安心につながることを考えてみましょう。

1　実習要項の確認

　実習要項には、**それぞれの実習の目的・目標**が記載されていましたね。**直前に改めて読み直して**、自分が実習で何を目指すべきかを再確認しましょう。

2　身だしなみの確認

　身だしなみの重要性については、第1章で説明したとおりです。チェックリストを用いて、最終チェックをしましょう。

身だしなみチェックリスト

- [ ] 髪型を整える準備はできていますか？
- [ ] ユニホームは清潔に保たれていますか？　しわはありませんか？
- [ ] ナチュラルメイクの用意はいいですか？
- [ ] 靴の汚れはありませんか？
- [ ] 爪は切っていますか？
- [ ] ユニホームに合わせた靴下やストッキングは準備してありますか？

3 体調管理

1 / 食事をしっかり摂り、睡眠も十分に

　体調管理ができないと、実習は継続できません。人の健康を守る前に、**自分自身の健康管理はできているでしょうか**。

　まずは食事をしっかり摂り、睡眠も十分にとりましょう。前日に「事前学習をしなければ」と慌てて徹夜に……とならないよう、十分な期間をとって学習計画を立て、**前日はたっぷりと睡眠をとるようにしましょう**。

2 / 感染対策も忘れずに

　日頃から**手洗い**や**手指消毒**をし、**体温測定**なども行っておきましょう。様々な感染症の潜伏期間を考え、**2週間前**から自分自身の行動も考えてください。人ごみの多いところへの移動、友人との会食など、感染しやすい行動は控えましょう。また、**2〜3日前からは生もの**を摂らないようにしましょう。自分自身の実習ができなくなるだけでなく、患者さんを危険にさらすことになってしまいます。

4 実習グループのメンバーと励まし合おう

　緊張するのが当たり前の実習。では、周囲のみんなはどう思っているでしょうか。そうです。同じように緊張しているのです。だからこそ、**実習グループのメンバーと気持ちを共有してみましょう**。グループメンバーは実習中に助け合う仲間です。**一緒に乗り越えられるように、励まし合ってみてください**。

5 できないことがあっても、今できることを大切にしよう

　初めての実習で、看護学生が看護師さんと同じように行動することはできません。また、初めての環境に慣れるのにも時間が必要です。しかし、緊張するのは、失敗のない、満点の実習を目指しているからではないでしょうか。

成長するためには自分の力量がわかることも大切です。**できないことがあっても、これからできるように努力すればよいのです。**知識や技術は経験を通して磨かれていきます。**自分のできることや今ある知識を精いっぱい活用し、患者さんにとって何が最も良いのかを考えましょう。**

実習は憧れの看護師さんを見つけ、自分がなりたい看護師像を見いだす機会でもあります。**実習終了後のごほうびを考えるのもいいですね。**ポジティブに取り組んでいきましょう。

COLUMN　先輩看護師さんからの実習アドバイス②

▶ 先輩や知り合いに頼ろう

学校の先輩や知り合いに頼ることはとても大切です！ 先輩方はあなたが今抱えている不安を理解し、それを克服してきた人たちです。だからこそ、良いアドバイスをもらえたり、支えになってくれると思いますよ！

▶ 患者さんはあなたを待っている

あなたが実習に来ることを待ち望んでいる患者さんがいることを、心に留めておいてくださいね！

▶ 患者さんの変化を楽しみにしよう

実習の初めは、病室に行くのも、自分の看護が正しいのかどうかも不安でしかたないと思いますが、自分の看護によって患者さんがどう変わっていくのか、毎日病室に行くのが楽しみになってくるはずですよ。

▶ グループメンバーと協力しよう

初めての実習で不安なことは山ほどあると思いますが、グループメンバーと協力しながら、自分自身と向き合い、何よりも患者さんのことを第一に考えて、実習をがんばっていきましょう‼

第 **3** 章

実習で必要な看護技術

実習は、学んできた援助技術を実践する場でもあります。看護援助は原理原則を守りながら、患者さんの状態に応じて方法を変えることが求められますが、防護用具の着用など、決まった手順で行うことが求められる援助もあります。ここでは実習の場面でよく行われる援助について、アセスメントや援助の要点を確認していきましょう。

01 観察に必要な視点

1 アセスメントって何?

アセスメントは、**看護過程の中で行われるプロセスの一部**です。具体的には、**情報収集、アセスメント、問題点の抽出、看護計画の立案・実施・評価**という流れがあります。簡単にいえば、患者さんの状態を判断することです。

そのためには、患者さんから得た「**主観的情報(S情報)**」と、患者さんの状態を観察して得られた「**客観的情報(O情報)**」が必要です。これらの情報を組み合わせて、患者さんの状態を理解していきます。

1 / 主観的情報(S情報)

患者さん自身が言葉で表現したことを指します。具体的には、自覚症状、疾病や健康上の問題に対する感情、患者さんが話した家族関係などがあります。たとえば、**「今日はおなかが痛い。夜あまり眠れなかった」**と患者さんが言っていたことなどです。

2 / 客観的情報(O情報)

看護師が確認した患者さんの状態を指します。具体的には、バイタルサイン、フィジカルアセスメントの結果、表情や人間関係、記録物や検査の結果、自分以外の人からの情報などがあります。

たとえば、「おなかが痛い」という主観的情報(S情報)に関連して得られたO情報は、**体温37.2℃、脈拍数:100回/分、表情は眉間にしわを寄せていた**、などです。

2 バイタルサイン（意識、体温、脈拍、呼吸、血圧）

バイタルサイン（vital signs）とは生きている（vital）ことを示す兆候（signs）のことです。**患者さんの身体的状態をとらえるために必要不可欠な情報**であり、看護援助を実施するうえでとても大切になります（**表3-1**）。援助前に実施が可能かどうかを判断するため、また、実施後には身体への影響がないか、体調の変化がないか観察する必要があるからです。

1 / バイタルサインって何？

バイタルサインには以下のものがあります。

意 識

意識状態を観察することで、**患者さんの神経系の機能や全身の健康状態**を評価できます。

体 温

体温の変化を通じて、**体調の異常を早期に発見**できます。

脈 拍

脈拍の確認により、身体のすみずみまで血液が適切にめぐっているか、**循環器の状態**を把握できます。

呼 吸

からだに必要な酸素が適切に取り込まれ、不要になった二酸化炭素が排出されているか、**呼吸器および循環器の状態**を評価できます。

血 圧

血圧の測定によって、血液が全身に適切に送り出されているか、また体の隅々まで血液が適切にめぐっているかを確認し、**心臓や血管の状態**を知ることができます。

表3-1 バイタルサインの正常値

項目	基準値	異常値
体温	腋窩温：36.0〜37.0℃	平熱より1℃高い：発熱 35.0℃未満：低体温
脈拍	成人：60〜90回/分 高齢者：50〜70回/分 リズムは一定	100回/分以上：頻脈 60回/分未満：徐脈
呼吸	成人：16〜18回/分 リズムは一定	24回/分以上：頻呼吸 12回/分以下：徐呼吸
血圧	収縮期血圧 120mmHgかつ 拡張期血圧80mmHg	収縮期血圧130〜139 mmHgかつ/または拡張期血圧80 〜89mmHg以上 この値から高値血圧

2 / 測定順序

　体温、脈拍、呼吸、血圧は互いに連動しているので、4つ1セットとして順番に測定しましょう。以下の順番で測定することで、測定値が安定した状態で得られます。

（意識状態の観察）体温測定⇒脈拍測定⇒呼吸測定⇒血圧測定

　呼吸測定と脈拍測定の順番は問いませんが、**呼吸は**意識して変化させることができるため、**測定していることに気づかれない**ようにしましょう。たとえば、**脈拍を測定しているふりをしながら呼吸を測定する**とよいです。
　バイタルサインは、疾患や症状による変動と生理的な変動の両方があります。生理的変動はだれにでも起こるものであり、バイタルサインのアセスメントをする際には生理的変動の影響も考慮する必要があります（**表3-2**）。

表3-2 バイタルサインと生理的変動

項目	基準値よりも高く(早く)なる傾向が ある要因	基準値よりも低く(遅く)なる傾向が ある要因
体温	・覚醒中 ・運動や食事、入浴後 ・興奮状態 ・排卵後(女性のみ)	・就寝中
脈拍・ 呼吸	・運動、食事、入浴、ストレス	・睡眠
血圧	・低い気温 ・日中 ・仰臥位 ・運動、食事、入浴、ストレス、 　痛み、精神的緊張など	・高い気温 ・夜間 ・立位

3 / 自宅でも練習しよう

　血圧計のマンシェットの巻き方や、加圧と排気の速度を調整する方法は、正しくできるよう練習が必要です。実習では必ず実施する技術ですので、まずは正確に測定できるように練習しましょう。自宅でも家族の測定をするなど練習する機会はたくさんあります。正確に測定し、患者さんに不快な思いをさせないよう、繰り返し練習しましょう。

バイタルサイン測定とともに、胸部や腹部の視診、触診、聴診をする**フィジカルイグザミネーション**により、患者さんのからだの状態をより詳しく知ることができます。

1 / 呼吸のフィジカルイグザミネーション

呼吸音の強弱や副雑音の有無を観察することで、患者さんの酸素の取り込みや二酸化炭素の排出が適切に行われているかを判断します。また、副雑音の違いから患者さんの肺や気管の状態を予測できます（表3-3）。

表3-3 呼吸音の異常

呼吸音の名称		特徴	疾患
断続性副雑音	捻髪音 （細かい）	チリチリ （髪の毛をこすり合わせるような音） ベリベリ、バリバリ （硬い風船を膨らませる音）	肺線維症 間質性肺炎など
	水泡音 （粗い）	ブツブツ、ボコボコ （湯が沸騰するような音）	気道分泌物の多い気管支拡張症、慢性気管支炎など
連続性副雑音	笛声音 （高調性）	ピーピー、ヒューヒュー （口笛のような高い音）	気管支喘息など
	いびき音 （低調性）	ウーウー、グーグー、ブーブー （低いいびきのような音）	気管異物、舌根沈下など
胸膜摩擦音		ギューギュー、ギュッギュッ （こすれ合うような音）	胸膜炎など
喘鳴		自分でまたは他人が聴診器を用いなくても聴取できるゼーゼー、ヒューヒューという異常呼吸音	気管支分泌物の貯留、気管支炎、喘息など

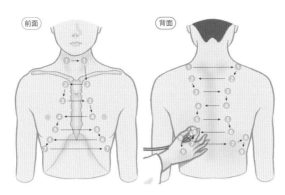

図3-1 呼吸音の聴取の順番

呼吸音の聴き方

　呼吸音を聴取する際は、聴診前に患者さんにゆっくりと口で深呼吸するよう患者さんに伝えましょう（**図3-1**）。

聴診の順番

「吸う、吐く」を1セットに、左右交互に比較しながら聴診を行います。

2 / 腹部のフィジカルイグザミネーション

　腹部にある臓器の痛みの有無や、腸蠕動音を聴取することで、腸の機能に障害が起きていないかを判断します（**表3-4**）。

観察の手順

　打診や触診の刺激で腸が動き出して蠕動音が増加することもあるため、**聴診から行います**。

腸蠕動音の聴き方

　腸壁の1か所に聴診器を当てて、腸蠕動音を1分間聴取しましょう。もし1分間で蠕動音を聴くことができないときは**5分間**聴取しましょう。

表3-4　腸蠕動音の正常・異常

正常	音の頻度の異常			音の性状の異常
	消失	減少	亢進	金属音
1分以内に4〜12回聴取できる	5分間聴取できない	1分以上5分未満聴取できない	大きな音が持続的に聴取できる	金属どうしがぶつかるような高い音が聴取できる
腸管運動が正常な状態	腸管運動が停滞している状態	腸管運動が低下している状態	腸管運動が活発な状態	腸管が狭窄または閉塞し、腸管運動が活発な状態
考えられる疾患	麻痺性イレウスなど		消化管の炎症性疾患、下痢	閉塞性腸閉塞など

打診の方法

患者さんの腹部を**4区分法**または**9区分法**で順番に打診しましょう（ 図3-2　表3-5 ）。

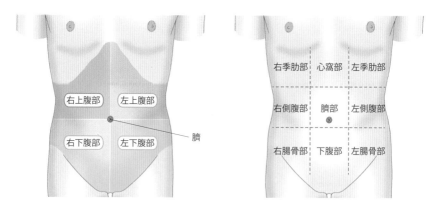

図3-2　4区分法または9区分法の打診部位

表3-5 打診音でわかること

打診音	・鼓音：ポンポン ・太鼓などの中が空洞のものを叩いたときの音	・濁音：ダンダンタンタン ・鋭く重い、中身が詰まったものを叩いたときの音
こんな時に聞こえる	・腸はガスなどが貯留して空洞が多いので腹部の大部分からは鼓音が聴かれる	・腸が便で満たされている ・空洞でない臓器を打診した ・腹水や腫瘤がある

3／神経系のフィジカルイグザミネーション

　意識レベル（JCS：Japan Coma Scale、GCS:Glasgow Coma Scale）のほかに**瞳孔異常の有無**（対光反射）などを観察し、脳神経に異常が生じていないかを知ることができます。

　声をかけても患者さんの反応が返ってこないとき、対光反射が消失した場合は何かしらの異常が起きている可能性があるので、**すぐに看護師に報告する**ようにしましょう。

過去の入院や治療、看護記録や医師の記録など、患者さんにかかわる情報をさかのぼることができます。その他に他部門（他職種）や他の医療機関、患者さんが利用している福祉サービスなど様々な患者さんの情報を知ることができます。

▶ **紙の記録物から確認できること**

他院からの診療情報提供書や看護サマリー
入院時に患者さんが記入した情報用紙
各種同意書
病状説明書
お薬手帳 など

4 主要な検査値データの一覧

検査値データは客観的情報（O情報）の一つであり、これがわかるようになると患者さんの体内で起こっている変化をより理解することができます。また、**検査データを経時的に確認することで、患者さんの状態の変化を把握**することができます（ 表3-6 ）。

表3-6 各種検査項目と基準値

	検査項目	基準値
貧血症状	赤血球（RBC）	男性：約500万個/μL、 女性：約450万個/μL
	ヘモグロビン（Hb）	男性：16g/dL、 女性：14g/dL
	ヘマトクリット（Ht）	男性：40.0〜52.0%、 女性：35.5〜45.0%
炎症徴候	白血球（WBC）	約5000〜8000個/μL
	C反応性たんぱく（CRP）	0.3mg/dL以下
出血傾向	血小板（PLT）	15万〜40万個/μL
	プロトロンビン時間（PT）	10〜13秒
栄養状態	総たんぱく（TP）	6.7〜8.3g/dL
	アルブミン（Alb）	3.8〜5.3g/dL
血糖値	グルコース（Glu、BS：血糖）	空腹時：70〜109mg/dL
	グリコヘモグロビン（HbA1c）	4.3〜5.8%
肝機能	アラニンアミノトランスフェラーゼ（ALT、GPT）	4〜44 IU/L
	アスパラギン酸アミノトランスフェラーゼ（AST、GOT）	7〜38 IU/L
	γ-グルタミルトランスフェラーゼ（γ-GT） γ-グルタミルトランスペプチターゼ（γ-GTP）	50〜70 IU/L
脂質代謝	LDLコレステロール	65〜140mg/dL
	HDLコレステロール	男性：40〜90mg/dL 女性：40〜103mg/dL
	中性脂肪	男性：40〜150mg/dL 女性：30〜150mg/dL
腎機能	尿素窒素（BUN）	8〜20mg/dL
	クレアチニン（Cr）	男性：0.65〜1.07mg/dL 女性：0.46〜0.79mg/dL
	クロール（塩素、Cl）	101〜109mEq/L
	カリウム（K）	3.7〜4.8mEq/L
	ナトリウム（Na）	139〜146mEq/L

※検査の基準値は各施設によって異なるため、目安の数値を示しています

第**3**章

実習で必要な看護技術

02　コミュニケーション

　看護は、常に患者さんを理解することから始まります。そのためには、**まずコミュニケーションが必要不可欠です。**コミュニケーションは看護の大切な援助技術ですが、多くの人が苦手意識を抱いています。しかし、患者さんとの信頼関係を築くため、看護師や他職種（医師、栄養士、理学療法士など）に患者さんの状況や自分の考えを伝えるためにも、コミュニケーションは必要な能力です。

1　コミュニケーションのコツ

1 / 相手と適切な距離で会話する

　初対面では、人には他者が自分に近づくことを許せる限界の範囲があるといわれています。これを「**パーソナルスペース**」とよびます。一般的には、初対面ではこの範囲を広くとることが望ましいとされています。個人差はありますが、**相手の表情を読み取れる距離（関係性に合った距離）**で、**患者さんの目の高さに合わせて会話をする**ようにしましょう。

2 / コミュニケーション技法を復習する

　話の内容に合わせてあいづちを打ったり、うなずいたりすることも大切です。加えて、**相手の顔を見る、オウム返しをする、タッチングをする**といったコミュニケーション技法を活用できるよう復習しておきましょう。

3 / 聞きたいことを整理する

　看護師は患者さんの様子を確認し、看護に反映させる必要があります。そのためには、患者さんの治療や状態・状況に応じて、患者さんとの会話の中から**必要な情報を聴き取ること**が重要です。初めての経験では慌てたり忘れたりしやすくなりますが、**事前に聞きたいことを整理し、自然な流れで質問する**ように工夫しましょう。

4 / 話題づくり・準備も必要

何から話せばいいのかわからなくなってしまう人は、**前もって話題を準備しておく**のもよいでしょう。たとえば、**天気**は会話を始めるきっかけとしてよく使われますね。**今話題のニュースやスポーツなども共通の話題となる**ので、日頃から関心をもっておくと困らないでしょう。

患者さんのベッド周りに目を向けると、**小説や雑誌、ご家族の写真など**が置かれている場合があります。そういったものをきっかけに話すと、自然に会話が進むこともあります。

5 / 緊張をほぐす配慮と心地よい雰囲気づくり

実習ではマスクを着用して会話することが多いです。口元は見えませんが、**笑顔で患者さんの目を見て話を聴く**ように心がけましょう。緊張すると表情が硬くなりますので、適度な緊張を保ちつつも**リラックスして接する**ことが大切です。相手に心地よいと感じてもらえるよう、**ゆっくりと穏やかな声**で話すことも意識してみましょう。

6 / 相手に飛び込んでみよう

患者さんは自分のペースで入院生活を過ごしており、話しかけることに躊躇するときもありますよね。「私、話すのが苦手なんです」と話す学生は少なくありません。しかし、まずは思い切って**「今よろしいですか?」**と声をかけましょう。そして、患者さんの話に耳を傾け、しぐさや表情をよく観察します。この積み重ねが患者さんの理解につながる一歩となります。

7 / 自分自身を知ることもコミュニケーションの鍵

コミュニケーションは、自分の話すことや態度、表情に対して相手が理解したり察したりすることで成り立っています。自分の発言や態度が相手に影響を与えるだけでなく、相手の話を自分がどう理解し察するかも重要です。だからこそ、**自分自身の特徴を知ることは非常に大切です**。良いことも悪いことも含めて、自己認識を深めましょう。

　患者さんの生活や健康を理解し、最適なケアを提供するために必要な質問項目の例を紹介します。患者さんによって質問項目は変わりますが、参考にしてください。

1 / 患者さんの日常生活にかかわること

食事について

- 食欲はありますか。
- 食事はおいしく食べられていますか。
- 好き嫌いはありますか。
- 食事はふだんどれくらい食べますか。
- 病院の食事はどれくらい食べられましたか。

睡眠について

- 昨日はよく眠れましたか。
- いつもは何時くらいに起きるのですか。
- いつもは何時くらいに寝るのですか。
- 睡眠時間はいつも何時間ですか。

排泄について

- 毎日お通じ(便)は出ていますか。
- 便秘になったことはありますか。
- すっきり気持ちよく出ていますか。
- 尿に行く回数は1日何回ですか。

清潔について

- お風呂には毎日入られていましたか。
- お風呂に入るのは好きですか。
- 歯磨きは1日に何回されていましたか。
- 洗顔はしていますか。
- 髪は毎日洗いますか。

その他の生活について

- 家ではどのように過ごされていたのですか。
- テレビなど、よく見ていた番組はあるのですか。
- 運動される習慣などはありましたか。
- スポーツは好きですか。
- お仕事は何をされている（されていた）のですか。
- 入院前はどのような生活をしていましたか。
- 趣味などはありますか。
- ご家族は面会に来られるのですか。

2 / 看護にかかわること

体調について

- 痛みはありませんか。
- おからだでつらいところはありませんか。
- 水分は摂れていますか。
- 疲れていませんか。
- 息苦しさはありますか。たとえば、せきなどです。
- 苦しくないですか。
- 身体のなかで動かしにくいところがありますか。
- 吐き気はありませんか。

病気について

- 💬 先生からどのようにお話し（説明）されていますか。
- 💬 先生から聞いてどのように思いましたか。
- 💬 何か心配なことはありませんか。
- 💬 入院生活のなかで困っていることはありますか。
- 💬 何かお手伝いできることがあればいつでも言ってください。

ケアの実施前・中・後

- 💬 今、体調は大丈夫ですか。
- 💬 今からリハビリが始まりますが、行けそうですか。
- 💬 体勢はつらくないですか。
- 💬 強さ（身体を拭く）はこの程度でよろしいですか、痛くないですか。
- 💬 お湯加減はいかがですか、寒くないですか。
- 💬 体調は変わりありませんか。

COLUMN 意識のない方とのコミュニケーション

　意識のない患者さんは言葉ではなく、違う方法で思いを伝えてくれています。たとえば、痛い・苦しいときには眉間にしわを寄せる、脈が速くなる、などです。その変化を知るためにはまず、患者さんの様子をよく観察してみましょう。

　また、あいさつや援助の際にはていねいに声をかけましょう。聴覚は最後まで機能が保たれる感覚といわれています。ご家族の方に患者さんの人柄や好きなことなどを教えていただくのもよいでしょう。

03　感染予防の技術

　入院患者さんは健康に障害を抱え、免疫機能や自然治癒力が低下しています。一方、病院内には様々な病原菌が集まり、常在化しているため、感染のリスクは非常に高いです。

1　標準予防策（スタンダードプリコーション）

　患者さんの新たな疾患を防ぐため、感染症の有無にかかわらず、**標準予防策（スタンダードプリコーション）**が求められます。これは、**医療現場における感染症対策の基本**です。主な内容としては、手指衛生の徹底、適切な個人防護具（マスク、手袋、ガウンなど）の使用、感染が疑われる場面での適切な採取物の取り扱いなどがあります。

2　手指衛生

　日常の看護業務では、**手を介した感染リスクが非常に高い**ことが知られています。正しい手指衛生の技術とタイミングを身につけ、常に実践することが感染予防の基本です。

1 / 手指衛生＜衛生学的手洗い＞

　手指に目に見える汚染がない場合は、速乾性アルコールを使用して手指消毒を行います（ 図3-3 ）。**目に見える汚染がある場合は、抗菌性石けんと流水で手洗い**を行います。

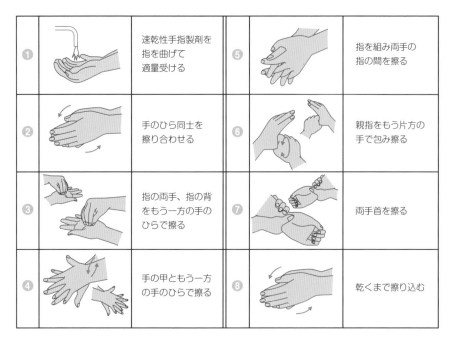

①		速乾性手指製剤を指を曲げて適量受ける	⑤		指を組み両手の指の間を擦る	
②		手のひら同士を擦り合わせる	⑥		親指をもう片方の手で包み擦る	
③		指の両手、指の背をもう一方の手のひらで擦る	⑦		両手首を擦る	
④		手の甲ともう一方の手のひらで擦る	⑧		乾くまで擦り込む	

図3-3 速乾性アルコール消毒による手指消毒

手指衛生のタイミング

- 患者さんに直接接触する前
- 患者さんの近くの物に接触した後
- 粘膜、排泄物、体液などに接触した後
- 無菌操作の前
- 患者さんに直接接触した後

（出典/2009年WHO「医療における手指衛生に関するガイドライン」）

　以上に加えて、**実習する病棟に到着する時や実習を終えて病棟を後にする時**、また**患者さんの病室に入る前や出る時**にも、手指衛生を徹底しましょう。

手指衛生後の清潔の徹底

病原体の伝播予防には、病原体が付着しやすい手指を清潔に保つことが重要です。また、手指衛生後も手指を清潔に保つことも必要です。

手指衛生で確認すること

- ✔ 手は完全に乾燥させましたか。
- ✔ 手指衛生後、髪の毛や鼻をこすったりしていませんか。
- ✔ 手荒れはしていませんか。
- ✔ 爪は短く整えられていますか。

---

3 個人防護用具（PPE:personal protective equipment）の扱い方

個人防護用具は、血液や体液、分泌物、排泄物に含まれる病原体から、医療者の皮膚、粘膜、着衣を保護し、医療者や患者さんを感染から守る役割があります。基本的には、**実習先の病院で使用されている個人防護用具ガイドラインに合わせた対応**が必要です。

個人防護用具には、以下のものがあります。

1 / 手袋

感染症のない患者さんのケアでも、**清拭、陰部洗浄、足浴などを行う際はグローブを使用**しましょう。

手袋には、ピンホールという目に見えない穴が開いていることがあるので、手袋を装着している場合でも、手指衛生はしっかり行います。

2 / マスク

　コロナ禍を経て、**サージカルマスクは食事以外の時間ははずさない必須アイテム**といえるでしょう。病院によっては、事務スタッフを含め、医療スタッフ全員が**N95マスク**を着用している場合もあります。実習先の個人防護用具ガイドラインに従って行動しましょう。

3 / フェイスシールド・ゴーグル

　血液や体液が目に入る可能性があるケアや処置を見学するときに装着します。

4 / ガウン、エプロン

　病床整備や排泄の援助、陰部洗浄、清拭などのケアでは、ガウンやエプロンを着用することが一般的です。

ディスポーザブルの使い方

　ディスポーザブルの手袋やエプロンなどは、**1つの処置ごとに1枚使用**し、ケアが終わったら交換します。

4　個人防護用具の着脱

　ここでは、個人防護用具の着脱の仕方を確認していきましょう。

1 / 着用の手順

❶手指衛生を行う。
❷ガウン・エプロンを装着する（ 図3-4 ）。
❸マスクを装着する。
❹フェイスシールドまたはゴーグルを装着する。
❺手袋を装着する。このとき、手袋はガウンの袖口を覆う。

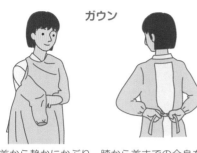

ガウン

首から静かにかぶり、膝から首までの全身を
ガウンで覆い、腰ひもを結ぶ

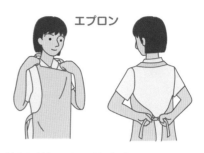

エプロン

首から被り、ゆっくり広げ
腰ひもを後ろで結ぶ。患者と接する部分を
覆うように裾を広げる

図3-4　個人防護用具の着用手順

2 / 脱衣の手順

❶ 手袋をはずす。最も汚染されているので、最初に廃棄する。

❷ 手指衛生を行う。

❸ フェイスシールドまたはゴーグルをはずす。

❹ ガウン・エプロンをはずす（ 図3-5 ）。

❺ マスクをはずす。

❻ 手指衛生を行う。

ガウン

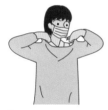 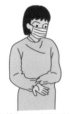 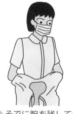 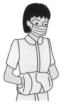

① 首ひもを引きちぎる

② ガウンの表面に触れないように袖から手を抜く

③ そでに腕を残してガウンが裏返るように脱ぐ

④ そでに腕を残してガウンを巻き上げる

エプロン

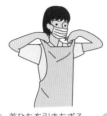 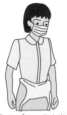 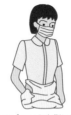 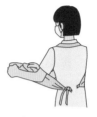

① 首ひもを引きちぎる

② エプロンの上半分を前にたらす

③ エプロンの表側に触れないように、すそを内側から持ちすくい上げる

④ 折りたたんだ状態で腰ひもを引きちぎる

図3-5 個人防護用具の脱衣の手順

注意

　脱いだ個人防護用具は、**患者さんのベッドサイドに放置せず、ビニール袋などに廃棄する**ことで、付着した病原菌が拡散するのを防ぎます。

　また、**脱衣の途中で個人防護用具に手が触れた場合は、その都度手指衛生を行いましょう。**

04 環境を整える援助技術

　患者さんが安全で快適に過ごせるように生活環境を整えることは、看護の基本です。病床は患者さんが1日を過ごす生活の場であり、治療を受ける場でもあります。休息や食事、時には排泄にも利用されることもあります。病室の環境は患者さんの闘病意欲にも大きくかかわります。朝のあいさつ時には、まず環境を整えることから始めてみましょう。

　環境を整える援助には**ベッドメーキング**と**病床整備**があります。

1 ベッドメーキング

　清潔なシーツを使用し、しわのないように整えることは、**褥瘡の予防や感染予防**のためにも欠かせません。ベッドメーキングには、**新しくベッドをつくる場合**と、**シーツを交換する場合**があります。

1 / 新しくベッドをつくる場合

　患者さんが入院する際に、患者さんの状態に応じてベッドを準備します。

ポイント

　シーツの一番下の部分は、頭側と足側のコーナーを三角形に処理することで、ズレを防ぐことができます。

2 / シーツを交換する場合

　リネン類に汚れがあった場合はその都度変え、また定期的な交換も行います。定期的にシーツ類の交換や清掃を行うことで、患者さんは気持ちよく療養生活を送ることができます。

ポイント

　シーツを交換する際は、**汚れた面が内側**になるようにシーツを丸めます。そして、その後に広げる清潔なシーツが汚れた面と触れないようにします。

　シーツ交換の頻度は、3日に1回を目指しましょう。臥床患者さんのシーツに関するある研究では、4日目から細菌数が大幅に増加したことが報告されています。

2　病床整備

　以下に病床整備として行うことをあげます。

1 / リネン類の清掃

　毎日定期的に行います。**かけ布団をはがしたり、枕を叩いたりする**などすることで、寝床内を換気し、細菌の増殖を防ぐことができます。

2 / ベッド周りの清掃

　毎日定期的に行います。**アルコールクロス**などを使用して、特に患者さんや医療者がよく触れる**ベッド柵**は最後にていねいに拭きましょう。

3 / 整理・整頓

　毎日定期的に行います。**ベッド周りにものがあふれていてつまずいたり、床が濡れていることで転倒したりする危険がある**ため、注意が必要です。

　ナースコールは患者さんの手の届く位置に配置します。また、患者さんの活動性に合わせて必要なもの（リモコン、ティッシュペーパーなど）も**手の届く位置**に置いておきます。**オーバーテーブルや床頭台のものは患者さんと相談しながら整理**していきましょう。

3 病床整備のポイント

病床整備の際に注目すべきポイントをまとめました。

病室の環境

- ✔ 温度や湿度は療養に適していますか。
- ✔ 療養を妨げるような騒音はありませんか。
- ✔ 明るさは適切ですか。
- ✔ 多床室または個室で療養されていますか。

ベッド周りの環境

- ✔ 安楽性は保たれていますか。
- ✔ 患者さんが必要なものが手の届くところにありますか。
- ✔ シーツにしわはありませんか。
- ✔ 清潔（感染予防）は保たれていますか。シーツなどのリネン類に汚れはありませんか。
- ✔ 1日に1回以上、換気清掃は行われていますか。
- ✔ 安全性は保たれていますか。ベッドの高さや出入り口に不要なものはありませんか。床は濡れていませんか。

患者さんの活動

- ✔ 患者さん自身で環境を保つ行動がとれていますか。
- ✔ 麻痺や点滴、ドレーンの挿入など、疾病や治療上の制限はありませんか。
- ✔ 患者さんの安静度や排泄方法に応じたリネン類が選択されていますか。

> **ケア中・後の観察**（患者さんが臥床しながら病床整備を行う場合）
>
> ☑ **状態変化の有無:**
> 体位変換に伴う気分不快感やめまい、疼痛の自覚症状はありますか。
> 患者さんの顔色に変化は見られますか。
>
> ☑ **ベッド周囲の適合性:**
> 配置された物品（ナースコール、リモコン、携帯電話など）は患者さんの手の
> 届く位置に配置されていますか。ゴミ箱などは適切な位置にあります
> か。

そのほかのコツ

　患者さんが自ら歩行することが可能であれば、**一時的にデイルームな
どに移動してもらい、清掃やシーツ交換をしてもよい**でしょう。

4　実生活でも練習の機会をつくろう

　シーツの角のつくり方は、患者さんが長時間過ごしてもくずれないよう
にするために特に重要なポイントです。実習前には、演習室だけでなく
自宅の自分のベッドや、ティッシュボックスとハンカチで練習していた先
輩もいましたよ。

　また、短時間で実施できるよう、学生2人で一緒にベッドメーキングす
ることも多くあります。1人だけでなく、**2人で練習する機会も積極的に
つくってみてください。**

05　活動の援助技術

　人間は、食べる、排泄する、清潔を保つ、目的の場所へ移動するというように、基本的欲求を満たすために身体を動かして生活しています。日常生活活動（ADL）が低下した患者さんは、思い通りに身体を動かすことができず、援助が必要になる場合があります。活動援助は、**患者さんの残存機能やニーズに合わせて、安全・安楽を確保しながら**行いましょう。

　活動援助の種類には、**体位変換、移動の介助**などがあります。

1　体位変換

　患者さんが自分で身体を動かすことができない場合、同じ体位による苦痛や影響を軽減するために、患者さんの姿勢や向きを変える**体位変換**を行います（ **図3-6** ）。これにより患者さんの視野が変化し、気分転換も促されます。

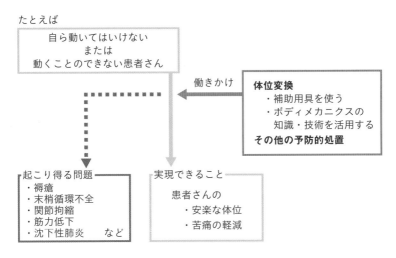

図3-6　体位変換がもたらすこと

体位変換のアセスメント

- ✔ 意識障害はありますか。
- ✔ 関節可動域性障害はありますか。
- ✔ 筋疾患はありますか。
- ✔ 疼痛はありますか。
- ✔ 神経障害はありますか。
- ✔ 術後の絶対安静が必要ですか。
- ✔ 自ら動いてはいけない、または動くことのできない患者さんですか。

体位変換のポイント

- 褥瘡予防のためには、**少なくとも2時間に1度**は体位変換を行います。ただし、患者さんの状況によっては、日中はその間隔を短くしましょう。
- 患者さんとのコミュニケーションを心がけましょう。
- 患者さんにとって快適であるかを第一に考えましょう。安楽性、プライバシー、室内環境などに配慮しましょう。
- **点滴やドレーン、カテーテル**などが抜けたりはずれたりしないように注意しましょう。
- 患者さんがもっている力を生かし、できない部分を手助けしましょう。

2 移動の介助

　身体を起こせない患者さんは、自力で立ち上がったり歩いたりすることができないため、日常生活の移動をサポートするために介助を行います。また、検査・治療に必要な場所に移動するためにも行います。移動することで患者さんのできることが増え、気分転換にもつながります。

移動のアセスメント

患者さんの自立度に合わせた移動方法を選び、援助をする必要があります（表3-7）。

移動のアセスメント

- ✔ 意識レベルはどうですか。
- ✔ 運動麻痺の部位や状態、関節可動域に異常はありますか。
- ✔ 筋力低下の程度はどうですか。
- ✔ 感覚障害はありますか。
- ✔ 身体状態（血圧の変化、疼痛など）はどうですか。
- ✔ 補助具の必要性はありますか。
- ✔ 移動動作時に身体的や精神的な苦痛がありそうですか。

表3-7 移動・移送の方法

	方法	行われる状況
歩行	歩行介助	部分的な介助や見守りが必要な場合。
	手すり、腰ベルトの利用	部分的な介助や見守りが必要な場合。
	杖の利用	片麻痺のある方、リハビリテーション中の方、下肢筋力の減退がみられる方など。
	歩行器の利用	片麻痺のある方、リハビリテーション中の方、下肢筋力の減退がみられる方など。
移送	ストレッチャーによる移送	安静臥床が必要な方や手術室へ移送する場合など。
	たんかによる移送	緊急措置が必要な時や災害発生時など。
	車椅子による移送	座位がとれる方や全介助が必要な方、部分介助が必要な方、自立している方など、あらゆる場面。

1 / 歩行介助

自力を生かしつつ、杖や歩行器などの補助具を使用して行います。

歩行前に確認すること

- ✔ 全身状態は大丈夫ですか。
- ✔ 創部やドレーン納入部位の保護、固定は適切ですか。
- ✔ 輸液ライン、チューブ、カテーテルの接続は安全ですか。
- ✔ 歩行にふさわしい履き物や服装をしていますか。
- ✔ 寝衣は整えましたか。

介助の前・中・後に確認すること

- ✔ 患者さんの安全に問題はありませんか。
- ✔ 移動時にチューブ類がはずれそうではありませんか。
- ✔ 移送中の転倒・転落などの事故につながる要素はありませんか。

患者さんのどこに立つかについての基本

- 看護師は、身体が触れるか触れないかの距離で、**患側（障害のある側）の斜め後方**に立ちます。
- 手すりを持って移動する場合は、**手すりの反対側**に立ちます。
- 条件がない場合は、**患者さんの利き手（多くは右手）の反対側**に立ちます。

2 / 車椅子移乗・移送

　具体的な対象としては、意識障害や運動機能障害がある動けない患者さん、エネルギーの消耗を防ぐ必要のある患者さん、治療や検査などのために安静を必要とする患者さんなどがあげられます。

車椅子の移動のポイント

- 患者さんが恐怖や不安を感じないように配慮します。
- 車椅子から手を離す際は必ずブレーキをかけます。
- 段差がある場合は、患者さんに声かけをして、ティッピングレバーを踏みながらハンドルを押し下げて前輪を持ち上げます。
- 下り坂を降りる際は後ろ向きになり、後ろ足に体重をかけながらゆっくり後方に下がります。
- エレベーターに乗る際は後ろ向きになり、ブレーキをかけます。

車椅子移動における観察ポイント

車椅子移動前

- ☑ 患者さんの腕や肘が車輪に巻き込まれないように、アームレストの内側に置かれていますか。
- ☑ 衣類やかけ物が車輪に巻き込まれたり、床に引きずられたりしていませんか。
- ☑ 患者さんの座りは浅くありませんか。また、患者さんの上体が傾いていませんか。
- ☑ 安全ベルトは確実に装着しましたか。
- ☑ 患者さんの足がフットレストから落ちていませんか。

車椅子移動中

- ☑ 患者さんの顔色はどうですか。めまい、ふらつきなどありませんか。
  患者さんに声かけをし、気分不快などがないか体調を尋ねます。

3 練習のコツ

　車椅子移送を必要とする患者さんは、片麻痺があったり、点滴をしている患者さんも多いです。まずは学生どうしで練習し、その後、**患者さんの状況設定をして**、安全に実施できるようさらに練習していきましょう。

06　食事の援助技術

　食事は患者さんにとって、生命維持だけでなく**疾病の回復や合併症予防**にもつながります。入院中の患者さんにとっては、生活リズムを整える、生活意欲の向上、食べることによる満足感・充実感を得るなど、**生活の質（QOL：Quality of life）の維持**にも大切です。

　特に疾患や高齢などにより自力での食事が困難な患者さんに援助するには、**患者さん一人ひとりに合わせた援助**を行うことが大事です。患者さんの体調や日常生活動作（ADL）、治療食の形態などを考慮しながら、安全・安楽に食事を楽しんでいただけるような援助を目指しましょう。

1　どんな人に援助が必要？

食事の援助が必要な患者さんの特徴

- 自力で食事ができない（麻痺があるなどで口に食べ物を運べない）。
- 体力が低下している（最後まで自力で摂取しにくい）。
- 誤嚥の心配がある（高齢、嚥下機能低下など）。
- 食事に集中することが難しい（認知症など）。
- 検査後、治療上の制限で介助が必要である。

2　アセスメントのポイント

　食事の援助にかかわるポイントを観察しましょう。

食事動作の自立度

- ✔ 意識ははっきりしていますか。
- ✔ 姿勢を保持することはできますか。
- ✔ 上肢の運動は可能ですか。
- ✔ 視力の問題はありますか。

咀嚼、嚥下に関する機能

- ✔ 口唇を閉じることができますか。自由に動かせますか。
- ✔ 口の中は清潔ですか。
- ✔ 言葉は聞き取りやすいですか。
- ✔ 歯の欠損はありませんか。義歯は合っていますか。

その他

- ✔ 機能障害（運動麻痺など）による制限はありますか。
- ✔ 食物アレルギーはありますか。

3　食事の援助方法と援助のポイント

1／食事前の準備

食事環境を整える

　換気、ベッド周りの片づけ、ギャッジベッドやオーバーテーブルの高さ調整などを行います。

排泄の確認

食事摂取による消化・吸収の状態や体調の変化を判断できます。

患者さんの準備をする

① 含嗽をしてもらう。必要な人は入れ歯をつける。

② 手洗いをしてもらう。洗えない人は手を拭く。

③ 患者さんの体位を整える。

・基本的には座位が望ましく、頸部の前屈を促すように調整する（**図3-7**）。ただし、むせ込みのある患者さんや座位がとれない場合は30°半座位を選択する。

・ギャッチアップする場合には、腰の位置を下肢より低くし、安定感を確保する。

・患者さんの症状にも注意し、起立性低血圧などがある場合には適切な対応を行う。

④ 食事に必要な用具をそろえる。

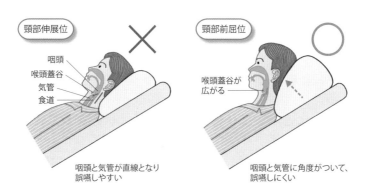

頸部伸展位	×

咽頭
喉頭蓋谷
気管
食道

咽頭と気管が直線となり誤嚥しやすい

| 頸部前屈位 | ○ |

喉頭蓋谷が広がる

咽頭と気管に角度がついて、誤嚥しにくい

図3-7 頸部の前屈

2 / 配膳

　食札と患者名を確認し、患者さんが適切な食事形態を受けているかを確認します。

3 / 介助の手順

① 患者さんにこれから食べるものを確認してもらう。

② スプーンを口に入れるときは水平に挿入し、口唇を閉じたら水平に引き抜く。

③ 1回の量はティースプーン1杯程度にする（量が少なすぎても嚥下反射を誘発しない）。

④ 甲状軟骨の上下の動きで、嚥下を確認する。嚥下が確認できたら次のひと口を介助する。

⑤ 患者さんのペースに合わせて、主食と副食のバランスをみながら口に運ぶ。

⑥ 咀嚼や嚥下の状態を観察する。

⑦ 食事後、口を開けてもらい、口腔内に食物が残っていないか確認する。

⑧ 食事量を観察して、下膳する。

⑨ 食事を終えたら口腔ケアを行う。入れ歯ははずして洗う。

⑩ 患者さんの姿勢は30分ほど座位のまま保つ（逆流による誤嚥防止のため）。

COLUMN　先輩看護師さんの実習体験談 ①

▶ 患者さんにとってより良い食事のきっかけをつくれた

　患者さんが麦飯が苦手で主食をあまり食べられないことを報告すると、看護師さんがすぐに白米への変更届を提出し、さらに私と一緒に患者さんのベッドサイドまで行って、変更ができたことを伝えてくれました。その後、看護師さんから「ありがとう」と感謝の言葉をいただき、また患者さんにも喜んでもらえたことがとてもうれしかったです。

4 / 食事中の観察ポイント

食べ方の観察

- ✔ 嚥下、咀嚼（飲み込み方、噛み方）はどうですか。

食べている状態

- ✔ 患者さんはおいしく食べていますか。
- ✔ 悪心、嘔吐、腹痛はありますか。

誤嚥の有無

- ✔ むせ込みの症状はありますか。
- ✔ 咳嗽はありますか。

5 / 食事後の観察ポイント

口腔ケア

- ✔ 食物残渣は除去されていますか。
- ✔ 入れ歯は外して洗いましたか。

食事の内容について

- ✔ 摂取量はどれくらいでしたか。
- ✔ 食事の種類はどんなものでしたか。
- ✔ 食事にかかる所要時間はどのくらいでしたか。
- ✔ 食事の終了時刻はいつでしたか。

一般症状

- ✔ 悪心、嘔吐、下痢、腹痛、腹部の膨満感などの症状はありませんか。

07 排泄の援助技術

　通常、排泄は個人的な行為であり、他人の目に触れることはありません。しかし、**病気や障害によって援助が必要な場合、患者さんは恥ずかしさや情けなさを感じることがあります**。そのため、できるだけ患者さんの日常的な排泄習慣に近づけられるよう援助することが求められます。

1 排泄方法の選択

　排泄援助には**トイレでの排泄ケア、床上での尿器・便器による排泄ケア、おむつの選択**などがあります。排泄援助は患者さんの状況に合わせて適切な援助方法を選択する必要があります。そのためには患者さんの排泄にかかわる動作などを観察してみましょう。

排泄時にかかわる動作で確認すること

- ☑ 治療や病気の状態によって、安静や移動に制限がありますか。
- ☑ 尿意、便意はありますか。
- ☑ 排泄を我慢できますか。
- ☑ トイレまでの移動が可能ですか。
- ☑ ズボンや下着などの着脱ができますか。
- ☑ 座位が保持できますか。
- ☑ 後始末ができますか。
- ☑ トイレの場所を理解していますか。
- ☑ 排尿・排便の回数は、1日にそれぞれ何回ありますか。

1 / トイレ

適している患者さんの条件

- 歩行や車椅子を使って移動できる。
- 座位を保持できる（介助が必要な場合も可）。

長所

- 通常の排泄場所を使用できる。
- 個室であり、羞恥心を感じずに排泄できる。

短所

- 移動や下着の着脱に時間がかかる場合、失禁のおそれがある。

ポイント

　排泄動作は複数の動作から成り立っていますので、患者さんのどの部分に援助が必要かを考えましょう。

　立位が不安定な場合などは2人で介助することもあります。介助時には、**一人が立位を支え、もう一人が下着を下ろすなどの役割分担**をするとよいでしょう。

2 / 尿器

適している患者さんの条件

- 尿意がある。
- 移動や座位の保持が困難である。
- 治療上安静が必要である。
- 尿意や便意をトイレまで我慢できない。

長所

- 移動することなくベッドで排泄できる。

短所

- 服や寝具を汚すのではないかという不安がある。
- 大部屋の場合、羞恥心を感じ排泄が困難になる。

ポイント

寝衣・寝具の汚染を防ぐために、**服やパジャマはまくりあげ、シーツの上には防水シーツを敷きましょう**。女性の場合は尿器の受尿口の先端を会陰下部に密着させ、陰部にトイレットペーパーを当てて尿の飛散を防ぎましょう。

3 / 便器

適している患者さんの条件

- 尿意や便意がある。
- 移動や座位の保持が困難である。
- 尿意や便意をトイレまで我慢できない。
- 治療上安静が必要である。

長所

- 移動することなくベッドで排泄できる。

短所

- 服や寝具を汚すのではないかという不安がある。
- 大部屋の場合、羞恥心を感じ排泄が困難になる。
- 腹圧をかけにくく排泄できない。

ポイント

排便時には腹圧をかけやすくするために**上体をギャッジアップ**しましょう。このとき尿器や便器がずれないよう確認しましょう。

4 / おむつ

適している患者さんの特徴

- 尿意や便意がない。
- 尿意や便意はあるが排泄までの時間が短い。

長所

- 移動せずにいつでもベッドで排泄できる。

短所

- 羞恥心を感じることがある。
- 自尊心が低下する可能性がある。
- 皮膚トラブルを起こす可能性がある。
- 排泄機能が低下する可能性がある。
- 経済的な負担が大きい。

ポイント

　おむつの種類の選択は、患者さんの日常生活動作に応じて行いましょう。たとえば、ベッド上で過ごすことが多い患者さんにはテープ式、歩いたり座ったりできる患者さんにはパンツ式を選択するとよいです。

　サイズは**体格に合わせる**ことで**漏れ**や**不快感**を**防ぐ**ことができます。

5 / ケア中、ケア後の観察

　特に、**排泄物**は患者さんの体の状態を知る大切な情報源となります。しっかり観察して看護師さんに報告するようにしましょう。

排泄物について

- [x] 尿の性状：
  量、色、臭いはどうですか。混入物はありませんか。
- [x] 便の性状：
  量、形状（硬さ）、色はどうですか。混入物はありませんか。

排泄後の様子

- [x] 残尿・残便感なくすっきりしていますか。
- [x] 患者さんの体調はどうですか（気分不快の有無など）。

08　清潔の援助技術

　清潔の援助には、**入浴、清拭、陰部洗浄、洗髪、足浴、手浴**という方法があります。患者さん自身が行えることが望ましいですが、発熱や痛み、体が動かせないなどの理由から患者さん自身で行えない場合は看護者の援助が必要になります。

　清潔ケアは皮膚の生理機能を維持する目的がありますが、なんといっても**患者さんが気持ちよく気分転換になる援助**です。患者さんの状態に合わせた清潔ケアを実施できるといいですね。

1　清潔の援助方法の選択

　患者さんの清潔にかかわる動作を観察することで、患者さんに適している清潔の援助方法を考えることができます。特に**入浴はからだに負担をかける**ため、まずは**患者さんの体調を確認する**ことが必要です（**表3-8**）。

表3-8　清潔方法の選び方

	実施場所	方法	患者さんの状態		
			バイタルサイン変動	痛みやめまいなど自覚症状	移動・姿勢
体力消耗・爽快感 大きい ↑	浴室	・入浴 ・シャワー浴 ・洗髪	なし	なし	座位、 歩行可能
↓ 小さい	ベッド上	・清拭 ・洗髪 ・陰部洗浄 ・足浴、手浴	あり	あり	仰臥位、 側臥位可能

※座位が困難な場合であっても、バイタルサイン、自覚症状がなければ臥位でのシャワー浴が可能です。

清潔の援助にかかわるポイントを観察しましょう。

患者さんの体調

☑ バイタルサイン（呼吸、脈拍、血圧、体温）は、連日の測定値と比較して異常値ではありませんか。

☑ 腹痛、嘔吐、胸痛はありますか。

☑ 頭痛やめまいはありますか。

清潔にかかわる動作

☑ 歩行可能ですか。

☑ 座位が保持できますか。

☑ ベッド上で横を向くことができますか。

☑ 上肢を動かすことができますか。

☑ 寝衣を着脱できますか。

その他

☑ 皮膚や頭皮は汚れていませんか。また、傷はありませんか。

☑ 治療や病気の状態から、活動に制限はありませんか。
例：動かしたいが、動かしてはいけない（骨折して牽引している、頭部や頸部の安静が必要であるなど）。

3 ▶ 援助の種類とポイント

　患者さんが日常生活動作に問題がなくても、**呼吸の状態が不安定で
あったり、脈拍が速い場合、体への負担を少なくするために、入浴では
なくベッド上での清拭などを選択しましょう。**

1 / 入浴、シャワー浴

　入浴、シャワー浴では、「体を洗う」「髪を洗う」どちらから行っても
構いません。

血圧変動を抑える

　血圧変動が起こりやすいため、**脱衣所と浴室の室温に差がないように**
しましょう。また、**足元からかけ湯をする、浴槽から急に立ち上がること
を避ける**、などにより血圧の急激な変動を予防できます。**血圧の変動は
転倒にもつながる**ので十分に注意しましょう。

転倒防止

　必要な補助具を使用しましょう。たとえば、**手すり、バスボード、シャワー
チェア、滑り止めマット**などです。

　患者さんから目を離さず、立ち上がるときなどは泡をしっかり流しましょう。

体を洗うときのポイント

　よく泡立てたタオルで、**患者さん自身で洗えない部分**を介助するように
しましょう。

2 / 清拭

清拭時には、顔色を観察しながら、**患者さん自身で体が拭けるように温かいタオルを渡し、患者さんが手の届かない背中など介助する**ようにしましょう。

清拭の基本

- 患者さんに寒さを感じさせない。
- 気持ちよく、爽快感が感じられる。
- 疲労感を最小にする。

温度の確認

- 皮膚に当たるときは42℃になるようにする。
- ウォッシュクロスはできるだけ皮膚を密着させる。
- ウォッシュクロスの端がはみ出さないようにたたむ。

拭く際のコツ

- 筋肉の走行に沿って、一定の圧で拭く。
- 看護師の遠い側から拭く。

清拭方法

局所的に温かいタオルを当てる熱布清拭、局所的な汚れのみを拭く部分清拭があります。

また、清拭時に使用する洗浄剤も、石けんだけでなく、泡沫式洗浄剤、沐浴剤があります。皮膚の状態や体調をみながら選択しましょう。沐浴剤は拭き取りが不要なので、時間を短縮できます。

援助に時間がかかると患者さんの体力を消耗させてしまうため、**物品の準備や手順をよく覚えて効率よく実施**できるようにしましょう。

3 / 足浴

足浴は**お風呂に入れない患者さんにとっても入浴気分を味わえる援助**です。血行を促進しリラクゼーション効果を得やすく、身体への負担も比較的少なく済みます。睡眠や腸蠕動を促進するためにもよく実施されます。患者さんの状況に応じて、仰臥位や端座位など、いくつかの方法を練習しておきましょう。

足浴を通じて、患者さんとの会話も弾むことがあります。患者さんの気持ちなどを聴く機会にもなるでしょう。

COLUMN　先輩看護師さんの実習体験談②

▶ **足浴が患者さんの快適さにつながった**

術後疼痛でコミュニケーションが難しかった患者さんに対し、足浴を提案し、その結果疼痛を軽減できました。そこからコミュニケーションをとれるようになり、「ありがとう、助かった」と言われたときは、自分の提案が患者さんの快適さに直結したと実感し、大きな達成感を感じました。

患者さんの体調観察

- ☑ 患者さんの顔色はどうですか。顔色不良になっていませんか。
- ☑ 呼吸回数が増えていませんか。
- ☑ 不快な自覚症状が出現していませんか。
- ☑ 爽快感や疲労度をどの程度感じていますか。

皮膚の状態

- ☑ 張りはどうですか。
- ☑ 乾燥はありませんか。
- ☑ 傷はできていませんか。
- ☑ 褥瘡はできていませんか。

COLUMN 清拭と着替えはセットで行おう！

▶ **和式寝間着を着るときの決まり**

左前身ごろの上腰ひもは横結びにします。

▶ **脱ぎ着の順序について**

脱ぐ際は健側（正常な側）から始めます。着る際は、麻痺や点滴などで自由に動かせない部位（患側）から着用します。これを脱健着患といいます。

09　口腔ケアの援助技術

口腔ケアは、口腔内の感染予防だけでなく、唾液分泌の促進や食欲増進、脳機能の活性化、生活リズムの獲得といった目的もあります。これらにより、患者さんのQOLの向上につながります。

1　アセスメントのポイント

口腔ケアには**含嗽、ブラッシング、粘膜ケア、義歯ケア**があります。

口腔ケアにかかわる動作で確認すること

- ✅ 嚥下機能や開口状態に問題はありませんか。
- ✅ 座位を保持できますか。ベッド上で横を向くことができますか。上肢を動かすことができますか。
- ✅ 意識障害はありませんか。
- ✅ 口唇、口腔内の汚れ具合はどうですか。傷などはありませんか。

2　援助のポイント

1 / 体位を整える

口腔ケア時の体位は、**誤嚥を予防するためにとても大切**です。患者さんの安静度や日常生活動作の自立度、体調に合わせて適した体位を選択します。基本的には、ケアにより排出される汚れや汚水、唾液などが気道へ流入しにくくなるように、できる限り**座位**や**ギャッジアップ**により体を起こすようにしましょう。

2 / 方法と効果

口腔ケアの主な方法と効果について確認しましょう。

含嗽

含嗽には、口腔内を保湿する効果があります。また、大きな食物残渣を取り除くことも可能です。

ブラッシング

歯ブラシを用いて歯間や歯肉縁下の汚れ、そして歯垢を取り除くための方法になります。

粘膜ケア

口腔粘膜に付着した汚れ、剥離上皮、そして舌苔を取り除きます。

義歯ケア

義歯に付着した汚れや細菌を、義歯用歯ブラシを用いて取り除きます。

3 / 歯磨き剤の使用について

汚れの除去はブラッシングで十分可能とされているので、歯磨き剤は絶対に必要というわけではありません。患者さんの好みに合わせましょう。ただし、使用量が多いと泡だらけになるので、歯ブラシにはあずき大程度の量を取り出しましょう。

4 / ブラッシング時の出血の対処法

歯周病などによる炎症によって、ブラッシングすると出血する場合があります。この場合、歯垢を取り除かなければ出血を改善できませんので、**やわらかい歯ブラシ**を使用し、**軽い圧をかけてブラッシング**して歯垢を取り除きましょう。出血傾向が強い患者さんは、**歯肉を傷つけないように**注意しながらブラッシングすることが大切です。

5 / スポンジブラシ使用時の注意点

スポンジブラシは口唇や口腔内を湿潤させたり、口腔内粘膜に付着した汚れを除去する際に使います。**必ず水で湿らせてから**使用しましょう。このとき、**十分に水を絞ってから口に入れてください**。水を多く含んだままだと誤嚥する危険性があるからです。

6 / 義歯ケアのポイント

毎日行うケア

義歯は天然歯よりも歯垢、細菌、臭いが付着しやすいため、**毎食後取りはずしてブラッシング**します。

このとき、**破損させないよう注意**します。また、誤って排水溝に流さないように、**水を張ったガーグルベースンなどの上**で行います。

義歯には歯磨き剤は使用しません。義歯を傷つけるだけでなく、細菌繁殖の原因にもなるためです。

寝るときのケア

義歯をはずして寝ることで、口腔内の粘膜を休ませ、虚血状態から解放します。**外した義歯は水につけて保管**しておきましょう。乾燥による変形を予防できます。

週に1回は行うケア

40〜50℃の十分な量のお湯に義歯用洗浄剤と義歯を入れ、一定時間つけておくと、細菌を分解し義歯を消毒することができます。

3 ケア中、ケア後の観察

患者さんの体調観察

- ✔ 実施中、実施後に誤嚥の兆候はありますか。むせ込みや、呼吸状態の変化はありませんか。
- ✔ 患者さんの爽快感や疲労度はどうですか。

口腔内の状態

- ✔ 歯垢、歯石の付着状態はありますか。
- ✔ 食物残渣はありますか。
- ✔ 疼痛はありますか。
- ✔ 出血はありますか。
- ✔ 歯肉の腫脹や発赤はありますか。
- ✔ 口臭はありますか。

義歯について

- ✔ 義歯の適合性はどうですか。
- ✔ 破損や汚れはありますか。

実習中の
流れを学ぼう

いよいよ実習が始まります。混乱や不安に陥らないように、まずはよくある実習の流れを紹介します。初日から遭遇するかもしれないケースを例にあげ、具体的な対応策を詳しく解説。また、指導者さんへの報告の仕方、実習中に起こる可能性のある問題やアクシデントにどう対処すればいいのかも一緒に考えていきましょう。

患者さんの入院生活

患者さんが病院でどのように過ごしているのか知っておきましょう。

患者さんの入院生活（例）

6:00〜7:00	起床 検温
8:00	朝食
9:00〜11:30	検温・検査・治療・リハビリテーションなど
12:00	昼食
13:00〜17:00	検査・治療・リハビリテーション・面会・入浴など
18:00	夕食 検温
21:00	消灯 睡眠中 2〜3時間おきに看護師さんが巡視に来る

　病院によって面会時間は異なります。先に確認しておくと看護援助の立案に役立ちます。

02　どんな実習をするの?

　1年次には、看護が行われる場を知ることや、看護の対象である患者さんを知ることを目的する**看護見学実習**と、初めて患者さんを受け持ち、日常生活の援助を行う**日常生活援助実習**などがあります。

1　看護見学実習

　看護見学実習では、病院での現場見学を通じて、看護師の仕事内容や患者さんとの接し方、医療現場でのチームワーク、そして患者さんの入院中の生活や環境を知ることができます。**実際の現場を見ることで、看護師の役割や重要性を間近に感じることができます。**そして、患者さんの療養環境や生活を知ることで、今後の学習のイメージがつくようになります。質問や疑問点があれば、積極的に聞いて学びを深めましょう。

2　日常生活援助

　日常生活援助実習では、**患者さんとコミュニケーションをとりながら、環境、食事、清潔、排泄、活動と休息などの日常生活の援助を行います。**患者さんから得られた情報から援助の必要性や方法を検討します。そして、患者さんの状態に合わせた援助を実施します。実施後は患者さんの反応から、自分の行った援助は適切であったか否かを評価し、看護師さんに報告します。

03　1日の流れから学ぶ実習で行うこと

では、実習がどのように進むのか1日の流れを少しイメージしていきましょう。

1　見学実習の流れ

看護師さんの**シャドーイング**をすることになった一日を見てみましょう。見学実習におけるシャドーイングは、**看護師さんを追いながら、その業務や対応を観察し学ぶこと**です。

見学実習の1日の流れ

身だしなみはp.10を
見てチェック!

時間	看護師の仕事	実習の流れ	学生が行うこと
			身だしなみや忘れ物がないかを確認してから病棟へ向かう。
8:00	・配膳 ・食事介助 ・与薬 ・下膳	・病棟に到着 ・学生ごとに担当看護師を紹介	**病棟管理者または実習指導者にあいさつする。** 　例:おはようございます。〇〇実習をさせていただきます。〇〇学校1年生の〇名です。本日から〇日間よろしくお願いします。 **担当看護師にあいさつする。** 名前とシャドーイング実習することを伝える。 　例:おはようございます。〇〇実習をさせていただきます。〇〇学校1年生の〇〇です。本日はよろしくお願いします。
8:30	・申し送り ・カンファレンス	・担当看護師に付いてシャドーイング実習スタート	**申し送りとカンファレンスを見学する。** 担当患者さんの状態や観察ポイント、検査の予定などを確認する。

元気よくはっきりと学校名、学年、実習生の人数などを伝えましょう。

わからないことだらけでも、まずはどのような情報を共有しているのか聞いてみましょう。

			□看護師どうしのコミュニケーション はどのようなものか。
9:00	・看護援助 ・与薬（点滴） ・検査介助	・担当看護師に付いて患者さんのもとへ	**看護援助を見学する。** 　□援助の目的は何か。 　□患者さんに合った援助のポイントは何か。 　□患者さんの反応はどうか。 **点滴、検査の介助などの様子を見学する。** 　□点滴・検査の目的は何か。 　□与薬技術、検査介助の手順はどうか。 **休憩前、看護師どうしの申し送りを見学する。** 　□申し送り内容はどのようなものか。
12:00	・昼食配膳 ・食事介助 ・与薬 ・下膳	・昼食と休憩	しっかり昼食と休憩をとって午後からに備える。 **余裕があれば…** 午前中に見学したことを振り返る。
14:00	・看護援助 ・与薬（点滴） ・検査介助	・担当看護師に付いて患者さんのもとへ	**看護援助を見学する。** 　□援助の目的は何か。 　□患者さんに合った援助ポイントは何か。 　□患者さんの反応はどうか。 **点滴、検査の介助などの様子を見学する。** 　□点滴・検査の目的は何か。 　□与薬技術、検査介助の手順はどうか。 **コミュニケーションの場面を見学する。** 　□看護師の話し方・表情・しぐさ・声のトーンなどはどのようなものか。 　□患者さんの反応はどうか。
16:00	・申し送り ・記録	・病棟での実習終了 ・カンファレンス	**担当看護師にあいさつする。** 実習終了時、ナースステーション内でも病棟スタッフに向けてあいさつする。
16:30		実習終了	

> 差恥心を伴う排泄ケアや清潔ケアは見学できないときもあります。必ず見学の了承を得てから見学しましょう。

> 学生の昼食・休憩を担当看護師の休憩時間に合わせることもあります。

> お礼と共に学べたことが伝えられるとgood！

成功のカギは事前の準備にある

　初めての実習はだれでも緊張します。そして、「あれ？　何を見学すればいいの？」と頭が真っ白になる学生も多くいます。その反対に、気合を入れすぎて「すべて見逃したくない！」と思い、あれもこれもとよくばって「頭がパンクしそう……」となってしまう学生もいます。

　こうならないためには、**実習目標を確認し、何を学びに行くのかを事前に整理しておく**とよいでしょう。そのうえで、**「これは絶対に見逃さないぞ！」というポイントを決め**、それを見学するようにするとよいですね。

❷　日常生活援助実習の流れ

　次は、日常生活援助の実習をのぞいてみましょう。この実習は通常、**実習2日目から最終日にかけて行われる**ことが多く、スタンダードな実習とされています。

　以下は、術後の患者さんの変化を把握するために**バイタルサインの測定、腸蠕動を促すための足浴**を計画した日の例です。

日常生活援助の実習の一日の例

時間	実習の流れ	学生が行うこと
		身だしなみや持ち物を確認してから病棟へ向かう。
8:00	・病棟へのあいさつ ・病棟申し送りへの参加	**学校名、学年、実習生の人数、実習を開始することを伝える。** **申し送りを見学する。**
	実習2日目以降であれば、学校名などは省略しても構いません。	看護師が患者さんの夜間の様子を伝えるので、受け持ち患者さんの様子がどうだったか把握する。
9:30頃までに	・患者さんへのあいさつ ・行動調整	**患者さんに笑顔であいさつに向かう。** **患者さんの様子を確認する。** □睡眠状況はどうか尋ねる。 □患者さんの表情や声のトーンを観察する。 □ベッド回りを観察する（下膳はされているか、薬の内服は済んでいるか、ごみ箱は一杯になっていないか）。
	患者さんの顔色や声のトーンなどから、昨日と違うことはないか感じ取っていきましょう。その情報を元に、今日の援助計画を修正しましょう。	

	指導者さんに積極的に声をかけ、積極的に指導を受けましょう。	**本日の担当看護師や指導担当看護師を確認する。** □ 患者さんの目標、それに向けての行動計画を伝える。 □ 指導により目標や計画に追加修正があれば行う。
9:30	・病床整備 患者さんの身の回りの状況を確認してみましょう。置かれているものから患者さんの興味ある話題が見つかるかもしれませんよ。	**計画していない援助でも、見学の機会をいただく。**
10:00	・バイタルサインの測定の実施と報告	**今日の援助が実施可能か判断する。** □ バイタルサイン測定値を確認する。 □ 痛みなど深い症状はないか。 **バイタルサイン測定値の報告をする。**
10:30	・担当看護師と共に足浴の実施 ついつい援助の実施に夢中になって、患者さんの反応を見逃すことがあります。足ばかりではなく患者さんの表情もよく見ましょう。	**物品の準備をする。** □ 物品の不足がないか。 □ お湯の温度は患者さんの援助の目的または好みに合っているか。 **援助の手順を最終チェックする。** **足浴を実施する。** □ 援助計画に沿って実施する。 □ 足の状態や患者さんの反応を観察する。 **片づけと援助の振り返りをする。** □ 使用した物品は洗浄し、元の場所に戻す。 □ 行った手技、患者さんの反応を書き留める。
12:00	・配膳の見学 ・昼休憩	しっかり昼食と休憩をとって午後からに備える。
13:00	・昼休憩終了	**病棟に戻ってきたところであいさつする。** 例：お仕事中失礼します。学生〇名休憩から戻りました。午後もよろしくお願いします。
13:30	・患者さんとコミュニケーション 質問例を参考に思い切って話しかけてみましょう。	**患者さんが話せる状況であるか確認する。** □ 食後の様子はどうか。 □ 午後からの予定はどうなっているか。 **話したい内容を整理する。**

第**4**章 実習中の流れを学ぼう

14:45	・担当看護師への報告	**担当看護師に声をかけて、報告する。** □今日援助したこと。 □観察したこと。 □患者さんと話したこと。
	自分の目線ではわからなかったことなどの助言をもらいましょう。	
15:00	・カンファレンス	**グループメンバーと意見交換をする。**
	質問や意見は積極的に発言することで、今まで気づかなかったことも発見できます。	
16:00	・病棟での実習終了	**病棟へ実習終了のあいさつをする。** 例：お仕事中失礼します。本日も1日ありがとうございました。明日もよろしくお願いします。失礼いたします。
16:30	・実習終了 ・帰校して記録	記録では、患者さんの反応から援助の内容を評価する。

成功のカギは技術をたくさん練習すること

　まず、技術の手順をしっかりと覚えましょう。緊張して技術の手順を忘れてしまうこともありますので、実習に向けて繰り返し練習します。スムーズな看護技術の実施のためには、病棟で使用する物品の確認も重要です。物品の使用方法と点検方法を押さえておきましょう。

患者さんの反応を見よう

　患者さんに援助を実施する際、未熟なうちは自分の手技にばかり注意が及んでしまいます。だからこそ、援助の際には、相手の反応を見ながら進めることを意識してみましょう。患者さんの反応を見ることで、援助計画をブラッシュアップしていくことができますよ。

看護師さんへの報告も相手の様子を見よう

　担当の看護師さんへの報告の際にも患者さんと接するときと同じことがいえます。相手の状況を見て、コミュニケーションのタイミング・内容を考えられるといいですね。このことは、良好な関係構築につながります。

3 イレギュラーが発生した日の流れ

　患者さんの状況が急に変化し、**予定していた援助ができなくなる場合やイレギュラーが発生する**ことがあります。たとえば、検査が急遽予定されたり、退院が決まったり、病状が変化したりする場合です。このような場合の日の流れを見てみましょう。

後からでも患者さんの変化を把握しよう

　患者さんの状態は常に変化します。それに対応するためには、予測しながら看護計画を立案することが必要です。しかし、学生時代にはなかなか難しいものです。では、このようなときに何ができるでしょうか？

　それは、後からでもいいので、**患者さんのからだの中で何が起きているのか、それによってどんな症状が出ているのか、学習して理解すること**です。そして、**それを次の日の援助に生かしましょう**。わからないことだらけで、とまどうのは当たり前です。もしわからないことがあれば、**正直に担当看護師さんに伝えてください**。看護師さんが何をしているかしっかりと見学させてもらいましょう。

イレギュラーが発生したときの一日の例

時間	実習の流れ	学生が行うこと
		身だしなみや持ち物を確認してから病棟へ向かう。
8:00	・病棟へのあいさつ ・病棟申し送りへの参加	学校名、学年、実習生の人数、実習を開始することを伝える。
	・申し送り	申し送りを見学する。 イレギュラー 受け持ち患者さんが夜間に発熱していることが発覚! □申し送り内容を注意深く聞き、患者さんの体の様子（発熱や不快症状、それに対する処置、本日のスケジュール）を把握する。 □看護記録からも患者さんの様子を確認する。 □検査や処置など本日の予定をカルテなどから確認する。
9:30頃までに	・患者さんへのあいさつ ■…… 変更ポイント 通常なら元気なあいさつを心がけますが、この場合少し声のトーンを落としあいさつできるといいですね。	実際の患者さんの様子を確認する。 □発熱や不快症状はどの程度か。 □夜間の睡眠状況はどうか。
	・援助計画の修正 ・行動調整	必要に応じて援助計画を修正する。 □計画していた足浴は中止とする。 □確認したいこと調べたいことがあれば、病棟や持参している本などを活用して調べる。 □患者さんの状態が変化したなかで、今日1日どう過ごしてもらいたいかを考える。 　例：少しでも発熱による苦痛を取り除いて過ごしてもらいたい。 具体的な援助計画 □発熱している患者さんの様子を観察する。 □発熱に伴う不快症状を緩和する。 　・頭痛⇒頭部クーリング。

	患者さんの状態変化の確認や、行動計画の修正が一人では行えないときには、担当看護師や教員にそのことを伝えて一緒に考えていきましょう。	・飲水がすぐに行えるように、吸い飲みにお水を入れて置いておく。 ・足浴の代わりに、汗をかいたときに清拭できる準備をする。　　　　　　　　など **修正した行動計画を教員や指導者に伝える。** □指導により目標や計画に追加修正があれば行う。
10:00	・患者さんの状態確認 ・バイタルサイン測定	**バイタルサインを測定する。** □バイタルサインの測定値はどうか。 □発熱に伴う不快症状はあるか。 □ベッドサイドの確認を行い必要なものはないか。 □氷枕をしている場合、氷が溶けていないか。
	患者さんの様子を確認するため、病室にはこまめに訪れます。必要に応じてバイタルサインを測定します。この場合、看護師さんと一緒に行いましょう。	
12:00	昼休憩	しっかり昼食と休憩を取って午後からに備える。
	このとき、患者さんの状態と午前中観察したことを整理できるといいですね。	
13:00	・患者さんの状態確認 ・バイタルサイン測定	**患者さんの状態を確認する。** □午前と午後で患者さんの状態に変化がないか。 **バイタルサインを測定する。**
14:45	・担当看護師への報告	**担当看護師に報告する。** □患者さんの様子はどうだったか。 □患者さんと何を話したか。
	患者さんの状態変化の理解が難しいこともあります。そのときは、わからなかったことや明日に向けて準備することなどを質問してみましょう。	
16:00	・病棟の実習終了	**今日1日の患者さんの状態変化を経時的に振り返り、整理する。** □バイタルサインの測定値はどう変化したか。 □実施していた検査は何か、その結果はどうか。 □その他、患者さんが受けていた治療、処置はなんだったか。　　　　　　　　など
16:30	・実習終了 ・帰校して記録する	**整理してわからなかったことを調べる。** **明日の援助計画に生かす。**

04 実習中の困りごとと対処法

実習中に遭遇する様々な困りごとやアクシデント。どう対処すればよいのか悩む学生の皆さんに、先輩たちからの具体的なアドバイスと解決策を紹介します。指導者への報告方法、患者さんとのコミュニケーション、看護技術への取り組みなど、多面的に学びましょう。

1 看護師・指導者さんとのコミュニケーション編

CASE1 忙しそうでなかなか声をかけられない

看護師さんは複数の患者さんを担当しながら、業務をしています。そんな忙しそうな姿に圧倒され、なかなか声をかけられないという気持ちになること、よくわかります。

しかし、あなたが声をかけないことで、患者さんに何らかの影響が生じていないか、考えてみてください。**患者さんのためにも、勇気を出して積極的に声をかける**ことが大切です。

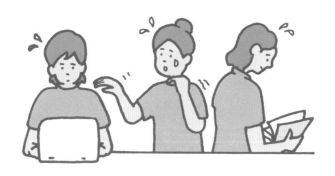

先輩学生はどう対処したか

声をかけるときは、必ず「今、お時間よろしいでしょうか」と尋ねるようにしています。

「後でお願い」と言われたら、「○分後でよいでしょうか」と具体的な時間を聞いておくといいです。

看護師さんがナースステーションに戻ったときや、手を洗っているタイミングをねらって声をかけると、話を聞いてもらいやすいです。

お礼をきちんと言ったり、笑顔であいさつをしたり、ハキハキと話すことを心がけると、最終日には「よくがんばったね」と声をかけてもらえました。

COLUMN 先輩看護師さんの実習体験談③

気にかけてくれた指導者さんへの感謝

　朝の行動調整をお願いしようとしたときに、担当の看護師さんが大変忙しそうだったので、なかなか声をかけることができませんでした。その際、主任さんが「大丈夫？」と私のことを気にかけてくださり、「今は○○をしているから、もう少し待ってね」と言ってくださったのです。学生である私に同じ立場で向き合ってくださる指導者の方々のかかわりに、本当に支えられました。

第**4**章　実習中の流れを学ぼう

　指導者さんは忙しいなか、時間をつくって学生の報告を聞いてくれます。学生が緊張や準備不足で要領を得ず、何を言っているのかがわからない場合、指導者さんもどうしてよいか判断することが難しいでしょう。緊張をときほぐし、話す内容を整理してから報告しましょう。

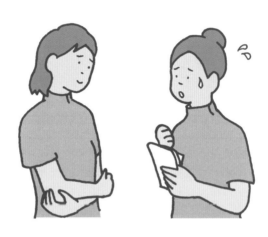

先輩学生はどう対処したか

 報告したい内容をメモに書くことで、焦ることなく忘れずに報告できました。

 すぐにするべきこと、後でもいいことの優先度をきちんと考えるとよいです。

 看護師さんは忙しく、私たち実習生が何をしているのかすべてを把握しているわけではないので、きちんと報告することが大切だと思います。

CASE3 指導者さんに注意を受けた後、落ち込んでしまった

　時には指導者さんから「学習が足りない」「患者さんのことが考えられていない」といった厳しい言葉をかけられることがあります。そのようなとき、落ち込む気持ちはとてもよくわかります。しかし、注意された背後には、「**人の命を預かる自覚をもってほしい**」「**実習で看護師の姿勢を身につけてほしい**」というあなたのためを思っての意図があるのです。その理由を理解し、前向きに次に生かすことが重要です。

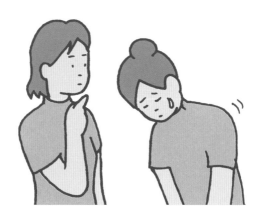

先輩学生はどう対処したか

少し時間を置いてから考えることが大切です。冷静になることで自分の態度はどうだったか、自分に不足していることは何かを振り返ることができました。

注意を受けたら素直に謝ります。質問されてわからなかったことは、正直に「わかりません」と答えたところ、ていねいに指導していただきました。

CASE1　後期高齢者の患者さん

起こりがちな困りごと

- ☑ 高齢者と話した経験がほとんどなく、どのように会話を始めたらよいかわからない。

- ☑ 「子どもの頃に疎開していてね」「東京オリンピックが……」などとお話しされたが、戦争や高度経済成長といった昔の出来事がわからない。

- ☑ 長年の人生経験からくる話の意味が難しく、理解できない。

- ☑ 患者さんが気を遣っていろいろな話をしてくださるが、こちらが聞きたいことが聞けない。

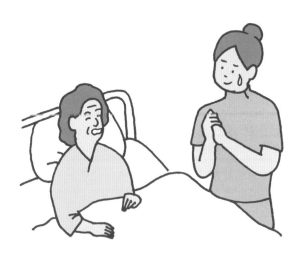

対策1/まずは調べること!

　わからないからと諦めるのではなく、**わからなければ調べればいいの**です。そして、**今度は自分からその話題をもち出してみましょう**。共通の話題を話すことで、だんだんと高齢者の世界を思い描きながら話をすることができるようになります。

対策2/表情も大切!

　高齢者は様々な経験から「人生の教訓」を導き、それを大切に生活しています。内容が難しいのもあり、聴くことに集中してしまいがちですが、**その間の相手の表情を見て、雰囲気を感じる**ことも大切にしましょう。

対策3/情報を整理し、関連づけながら話す

　患者さんが気を遣っていろいろな話をする場合、まずはそこから得られた情報を整理整頓しましょう。そして、**そこから自分の聞いてみたいことを関連づけたり、ケアをとおして話したりする**と、自然なコミュニケーションが図れるでしょう。

対策4/相手に敬意をもつ

　高齢者が経験してきたことのなかには皆さんのこれからに役立つ知恵がたくさんあります。また、大げさかもしれませんが、今の豊かな社会は高齢者が創り上げたものです。このことを理解し、**人生の大先輩である高齢者を敬う気持ちがあれば、共通の話題がなくても心配は無用**です。

起こりがちな困りごと

- ✓ いつ訪室しても眠っていて、どのように声をかけたらよいかわからない。
- ✓ バイタルサインを測るために声をかけても、なかなか起きてくれない。
- ✓ 午後に身体を拭こうと約束していたが、約束の時間に訪室したら「今は休みたい」と言われた。
- ✓ 眠っているところを起こしたら、「今じゃなきゃだめなの？」と怒られた。

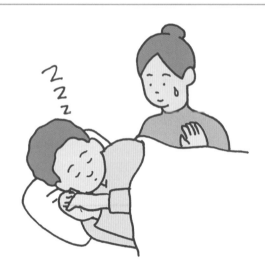

対策1/なぜ眠っているのか考える

　患者さんが痛みや苦しさ、不安などで夜間に眠れなかった場合、昼間にうとうとしてしまうこともあります。また、体調がすぐれず横になっていることもあるでしょう。

　まずは、**顔色が悪くないか、苦しそうにしていないか、患者さんをよく観察すること**です。「看護計画のとおりにケアを行わなければ！」と思ってしまいがちですが、患者さんの状態が最優先です。**夜間の記録を見**

たり、**看護師さんから情報収集**したりすることで、患者さんの状態をアセスメントしましょう。眠っている原因は何かを考え、それを取り除く援助が必要です。

対策2 / 患者さんの心理状態を考える

拒否されるような言葉を聞くと「自分自身が拒否されている」と考えがちですが、「**病気や病状がそう言わせている**」と考え、患者さんの心理状態を想像してみましょう。患者さんによっては、苦痛や不安により眠れない夜が続いて、精神的に落ち着かずイライラが募ることもあります。**眠っているところを起こしてしまったことをお詫びして、からだの状態を尋ねる**ことも大切です。

つらい思いをしているのは患者さんです。苦痛や不安を取り除くために自分ができることを考えましょう。

対策3 / 日中、患者さんが活動できるように工夫する

昼間に眠ると夜に眠れなくなる悪循環に陥ることがあります。日中はできるだけ患者さんが活動できるように工夫しましょう。車椅子で散歩に出かけたり、足浴したりすることで、**「気持ちがいい」と思える援助を取り入れる**のもよいでしょう。そして、**今、実施したい理由**も伝えられるとよいでしょう。

CASE3 　自立している患者さん

起こりがちな困りごと

- ☑ コミュニケーションを図ろうと訪室しても、ベッドにいないことが多い。
- ☑ 患者さんが常に本や新聞を読んでいるため、話しかけるタイミングがつかめない。
- ☑ 「はい」「いいえ」で話が尽きてしまい、「何か困っていることはありませんか」と質問しても「大丈夫よ」と言われる。
- ☑ 患者さんに対して他の学生はいろいろな日常生活援助をしているのに、自分には何もすることがないので不安になる。
- ☑ 成人期で自立している患者さんに対して、なんとなく距離を感じる。

対策1/患者さんの日常生活を把握しよう

　患者さんの日常生活のリズムや習慣を把握し、そのペースを尊重しましょう。そのうえで、バイタルサイン測定などの時間を調整します。会話をするためだけに訪室しなくとも、機会をとらえて話をしてみましょう。

対策2/具体的な質問を心がけよう

「昨夜は眠れましたか?」のような閉じた質問は、「はい」「いいえ」で終わってしまいます。また、漠然とした質問は何を聞かれているかがわかりづらく、聞きたいことが相手に伝わりません。閉ざされた質問自体は悪いことではありませんが、**何を聞きたいのかを考えて、次に開かれた質問をするなど、両方を組み合わせて会話を広げていきましょう。**行きあたりばったりではなく、「**どんなふうに聞いてみようか?**」と考えておくのも一つの方法です。

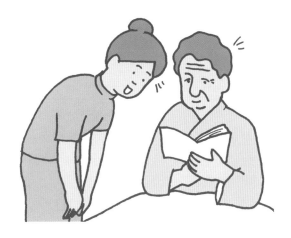

対策3／信頼関係を築く時間をもとう

　厳しい表現かもしれませんが、社会で自立している大人が、看護学生を頼る必要は必ずしもないかもしれません。ですから、「日常生活援助の必要がなく、自分にはできることが少ない」と感じることは自然です。しかし、それは患者さんではなく、自分自身がつくり出している壁かもしれません。

　患者さんは、病気や入院生活をどんなふうに考えているのでしょうか？読んでいる本などから**患者さんの関心ごと**が見えることもあります。会話の糸口を見つけて広げてみましょう。

起こりがちな困りごと

- ☑ 自分で動ける患者さんにあいさつに行ったところ、「新聞とジュースを買ってきて」とお金を渡されて頼まれる。

- ☑ 「今は携帯電話（スマートフォン）が使えないから、代わりに家族に電話してほしい」と頼まれる。

- ☑ 自分でできそうなことも、「できないからやってほしい」と言われる。

- ☑ 「元気になったことを知らせたい（SNSに載せたい）から、病室で座っているところを写真に撮ってほしい」と頼まれる。

対策1／金銭にかかわることは断り、患者さんと一緒にできないか考えよう

　金銭がかかわるとトラブルの元になりますので、**基本的に金銭を預かることは禁止**されています。患者さんが自分で動けるようであれば、一緒に買い物に行ったり公衆電話を利用したりすることを提案しましょう。

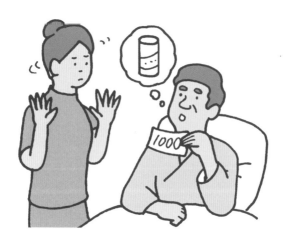

対策2／患者さんの不安な気持ちを汲み取ろう

　患者さんは思いどおりに身体が動かせないと、自分で行動することに自信を失ったり不安を感じたりすることがあります。患者さんの身体的な状態だけを見て「できるはずだ」と一方的に決めつけず、**「できない」と言う患者さんの思いを汲み取り、なぜそう思うのか考えてみましょう。**患者さんの不安な気持ちに配慮しながら、**身体の動きをよく観察し、できそうなことを患者さんと一緒に行う**ことで、安心感を与えられるかもしれません。

対策3／SNSに関しては十分注意しよう

　実習先の病院では、**許可のない病院敷地内での写真や動画の撮影、SNSへの投稿が禁止されている**場合があります。他の患者さんやその家族、スタッフが写り込み、**プライバシーを侵害するおそれ**があるからです。SNSでは断片的な情報からも個人が特定され、個人情報を悪用される危険があります。患者さんの依頼を無条件に受け入れるのではなく、**実行しても大丈夫なことか、よく考えてください。**患者さんには「なぜその行為が禁止なのか」をきちんと説明しましょう。

COLUMN　先輩看護師さんからの実習アドバイス③

▶ 先生は学生と一緒に考えてくれる

　患者さんとのかかわりで困っていた際に、患者さんの思いを理解し、どうすればその思いを尊重し、援助につながるのかを一緒に考えてくれました。患者さんに向き合い、個別の援助を提供するための貴重な指導だったと思います。

CASE1 態度や状態が変化した患者さん

起こりがちな困りごと

- ☑ 前日は「洗髪してほしい」と言っていた患者さんに、当日になって「やりたくない」と言われてしまった。

- ☑ 術後の創傷処置後にさっぱりしてもらおうと思い、清拭を計画していたが、断られてしまった。

- ☑ 患者さんと話していたら、急に黙って目をつぶってしまい、話してくれなくなった。

- ☑ 患者さんの状態が悪化して家族が面会に来ており、ベッドサイドに行くタイミングがわからない。

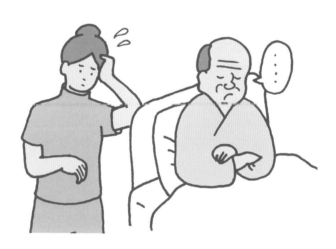

対策1/訪室前に患者さんの情報を確認しよう

　患者さんの体調は疾患の状態により日々変化します。発熱や倦怠感、息苦しさがある場合、積極的に活動することは難しくなります。処置は

痛みを伴うこともあり、その後はしばらく休みたいと思われることもあります。**援助を実施する前に、夜間の様子や現在の状況を把握し、実施しても大丈夫なのか考えたうえで提案をしましょう。**必要に応じて援助の方法をそのときの体調に合わせて変更することも大切です。

対策2/相手の反応を見ながら話をしよう

　患者さんとの会話を無理に続けようと、自分中心の考えになってはいませんか。痛みがあったり、息苦しいときには、会話自体が苦痛となることもあります。**会話中には、患者さんの肩の動きや呼吸の様子、動作、表情などを注意深く観察し、変化を見逃さない**ようにしましょう。会話に夢中になりすぎず、患者さんの気持ちに配慮することが大切ですね。

対策3/患者さんだけでなく、家族にも声をかけてみよう

　患者さんの状態が悪いときには、家族も不安が募って、聞きたいことがたくさんあるかもしれません。訪室するタイミングが難しい場合は、バイタルサイン測定など、**予定の決まっている時間に訪室し、家族にも声をかけてみましょう。**不安なことはないか、積極的に聞いてみてください。

COLUMN　先輩看護師さんからの実習アドバイス④

▶ **先生は学生を気にかけてくれる**

　先生は、学生の私たちが実習をしやすいよう、一人ひとりを気にかけてくれます。カンファレンスの内容を提案したり、私が問題を感じたときにヒントを与えてくださり、学びを深めることができました。

- ☑ 会話をしていたら、患者さんが急に「胸が苦しい」と訴えた。
- ☑ 酸素飽和度が90％前半が続いた後に、呼吸困難を訴えた。
- ☑ なんとなくいつもと違う様子に感じる。顔色が悪く、声をかけても返事がない。

対応策1／応援を呼ぶ

　呼びかけに反応しない、呂律が回らない、視線が合わない、周囲に無関心である、意識がもうろうとしている。こういった**「意識」の異常に気づいたら、すぐに対応**が必要です。

　ベッドサイドであれば、**ナースコール**を押して応援を呼びましょう。ベッドサイド以外の場合は、「**急変です。だれか来てください**」と声を上げ、病院スタッフに助けを求めましょう。

対応策2／その場を離れない

　応援が来るまでは患者さんから離れないようにしましょう。その間、**患者さんの状態を観察する**ことが大切です。可能なら、以下の対応を慌てずに行ってみましょう。

看護学生でも急変時にできる対応

☑ 意識レベルの確認：
声かけに反応はあるか、痛み刺激に対して反応はあるか

☑ バイタルサインの測定
・呼吸：胸郭の動きがあるか、呼吸に伴う音は聞こえるか、呼吸数
・脈拍：脈の強さ・速さは正常か、橈骨動脈は触れるか、触れなければ
頸動脈は触れるか

☑ 全身状態の観察
顔色、皮膚の蒼白、冷感、冷や汗、表情や姿勢、嘔吐や吐血の有無

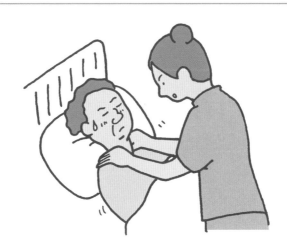

対応策3／応援がきたら状況を説明しよう

　状況をできるだけ簡潔かつ具体的に伝えましょう。「**5W1H**（表4-1）」
または「**SBAR**（表4-2）」を使うと、必要な情報を要領よく、手短に報
告することができます。

表4-1 5W1Hによる状況報告

項目	内容
Who	患者さんの情報を伝える
What	何が起こったのかを具体的に伝える
Where	どこで問題が発生したのかを伝える
When	いつ問題が発生したのかを伝える
Why	問題が発生した原因を伝える
How	どのように対応したか、対応すべきかを伝える

表4-2 SBARによる状況報告

項目	内容
S：Situation	患者さんの氏名と何が起こっているのか伝える
B：Background	患者の状態の詳細を伝える
A：Assessment	私が考える問題は何か伝える
R：Request	私が提案したいこと、要望したいことを伝える

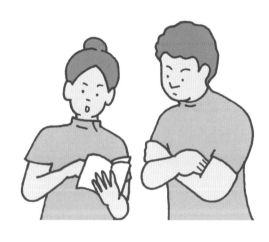

CASE3　患者さんが転倒してしまう

起こりがちな困りごと

- ☑ 患者さんがトイレに行きたいと急に起き上がり、スリッパを履こうとして転倒する。
- ☑ 付き添い歩行が必要な患者さんと廊下を歩いていたら、急にふらつきが起こり転倒する。
- ☑ 車椅子からベッドに移動する際、患者さんが急に立ち上がり転倒する。

対応策1 / 患者さんの状態をしっかりと把握しよう

　入院生活により患者さんの体力や筋力は低下します。さらに、疾患や治療、使用している薬剤の副作用などによっても身体症状は日々変化します。**援助前には必ず患者さんが援助を受けられる状態かどうか、しっかりと確認しましょう。**

対応策2 / 療養環境を整えよう

　ベッドは入院生活を送る患者さんにとって「生活の場」となります。患者さんが快適に過ごせるよう、**ベッド上やその周囲を清潔で安全な環境に整えましょう。**これにより、転倒や転落の予防につながります。

対応策3／歩行介助や車椅子の移乗・移送が 自分一人でできるか考えよう

「看護師の手をわずらわせたくない」などの理由で、患者さんがナースコールを押さずに一人でトイレに行こうとするときがあります。しかし、**患者さんによっては一人での移動が困難だったり、転倒のリスクがあったりするため、看護師の補助が必要な場合があります。**時には、患者さんが一人で移動しようとするのを止めることも必要になるでしょう。

　また、患者さんから「トイレに行きたい」と頼まれるかもしれません。「早くして」と言われたら、「患者さんを待たせてはいけない」と考えるのは当然です。しかし、**その援助が実習生である自分一人で実施できるのか、よく考えましょう。**安全な援助を提供するためには、熟達した看護師の助けが必要になることもあるのです。自分一人の力で何でも解決しようとすると、逆に患者さんを転倒させてしまうなどの危険につながってしまいます。

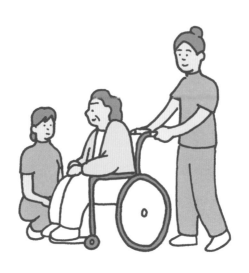

CASE4 患者さんが誤嚥しかけてしまう

起こりがちな困りごと

☑ 食事を介助していたら、患者さんが急にむせ込んだ。

☑ 患者さんに「お水が飲みたい」と言われたので、臥床状態のままお水を渡したらむせ込んだ。

☑ 歯ブラシを奥に入れすぎたり、水を多く含ませたりして誤嚥をしてしまうことがある。

対応策1/食事や水分摂取の前には座位にする

　患者さんに声かけをして、しっかりと**座位**になってもらいましょう。**姿勢を整えてからケアを行わないと、誤嚥してしまう危険があります**。食物残渣や水分などが気管から肺に入ると誤嚥性肺炎が引き起こされます。

対応策2/患者さんが誤嚥をしてしまったときの対応

　もし患者さんが誤嚥してしまったときは、以下の手順で対応しましょう。

手順

❶顔を下に向け、吐き出すようにする。

❷口の中にたまったものを吐き出す。

❸背中を軽くたたく。

❹ゆっくり息をするように声をかける。

対応策3/誤嚥を予防する嚥下体操

　舌や唇、頬などの筋肉を鍛えることで機能低下を防ぎ、誤嚥を予防する**嚥下体操**（ 図4-1 ）があります。この体操を実施することで高齢者が食べ物を咀嚼して飲み込むといった一連の動きがスムーズとなり、誤嚥を防ぐことにつながります。

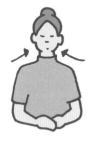

❶ゆっくりと
　深呼吸をする。

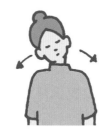

❷首を左右に倒す、
　ゆっくりと回す。

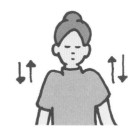

❸肩をすくめるように
　上下する。

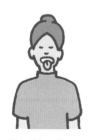

❹舌を前に出す、
　左右に出す、
　唇をぐるりとなめる。

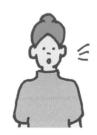

❺「パ」「タ」「カ」「ラ」
　の4つを発音する。

図4-1　嚥下体操

05 カンファレンスの進め方

カンファレンスは、**日々行っている看護ケアの問題点、治療上の問題点などを共有し、解決策を話し合う場所**です。様々な意見を取り入れることで、患者さんに最適なケアや治療方法を見つける手がかりになります。実習でのカンファレンスでは、**グループメンバーで話し合うことによって、お互いの気づきや学びを振り返り、理解を深めること**を目指します。

1 カンファレンスの目的

まず、カンファレンスを実施する目的を押さえましょう。およそ以下のような目的が考えられます。

1 / 実習中の問題解決

実習中、患者さんとのコミュニケーションや援助方法などで悩むことはたくさんあると思います。**一人で考えても解決策が見つからない、あるいは自信がないときは、カンファレンスで具体的に話し合いましょう。**グループメンバーや指導者さんからアドバイスをもらうことで解決につながるかもしれません。困っていたのは自分だけではなかったとホッとすることもあるかもしれませんね。

2 / 情報の共有

グループメンバーがもつ患者さんの情報を共有しましょう。たとえば、メンバーが5人いる場合は5人の受け持ち患者さんがいます。それぞれの患者さんの疾患や年齢、生活背景などは様々です。お互いの情報を共有することでより学びや理解が深まり、新たな知識を得ることができます。

3 / 事例検討

事例検討とは、**具体的な患者さんの事例を用いて、課題の実現を防げている要因・原因を明らかにすること**です。他者の意見を聞くことで、新たな発見があるかもしれません。自分との違いを知り、その理由を考えることで自身を振り返ることもできます。また、改善点を確認することで、今まで気づかなかったことに気づき、今後のケアにつなげられます。

2 事前準備

1 / テーマを決める

カンファレンスの目的をふまえて、テーマを事前に決めておきましょう。テーマがなかなか決まらないときや、何を話し合うべきか迷ったら、教員や指導者さんに相談してヒントをもらうといいかもしれません。

2 / 場所や時間を確認する

カンファレンスの場所や時間を教員や指導者と共に確認しましょう。

3 / 学生間で役割を決める

進行をスムーズにするために、役割を決定しておきましょう。「**司会者**」は当日の話し合いの進行、「**書記**」は記録を担当、その他のメンバーは事前準備と意見交換に積極的に参加します。

4 / 必要に応じて資料の準備をする

事例を検討するカンファレンスの場合は、事例提供者が資料を作成します。作成した資料は事前に配布しておきましょう。

3 当日の進行

1 / 開始のあいさつ

司会者が**今回のテーマ**と**話し合いの進め方**を伝えます。

> 今日のカンファレンスは、○○について話し合います。時間は○○までとなります。最後に指導者さんと先生から助言をいただく予定です。

2 / メンバーから意見をもらう

全員が1回は発言するよう積極的に参加しましょう。「はい」と手を挙げてから、「よろしいでしょうか」と司会者に伝えて発言します。質問する場合は、「質問してもよいですか」と切り出して説明を求めましょう。

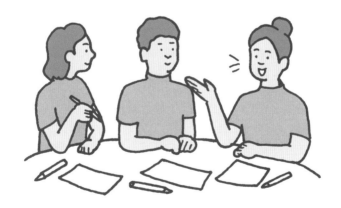

3 / 意見をまとめる

出た意見を司会者がまとめます。実習中に得られたことや目的の達成度などを述べましょう。

4 / 助言を求める

教員や指導者さんから、意見やアドバイスをもらいましょう。

最後に、指導者の○○さん、助言をお願いします。

先生から助言をお願いします。

5 / 終了のあいさつ

終わりには感謝やねぎらいの言葉を伝えます。

COLUMN　先輩看護師さんからの実習アドバイス⑤

▶ **基本を大切に！ 患者さんに関心を寄せよう**

　実習では、思ったようにいかず落ち込むこともあるかもしれませんが、そのようなときは「次に生かせる経験」として前向きにとらえれば実際の行動につながるのではないかと思います。初めての実習で緊張していることと思いますが、患者さんからは「話すときの明るい笑顔や元気はつらつとした姿から元気や活力をもらっている」といった言葉を多くいただきます。温かく見守ってくださる患者さんに関心を寄せて、実習に取り組んでいただけるとうれしいです。

▶ **患者さんの気持ちを想像する**

　実習では患者さんの視点に立ち、患者さんのペースに合わせた会話を心がけましょう。そして、患者さんが一番困っていることや、どの部分を援助したらよいのかを考えてみましょう。制限の多い入院生活をどのような気持ちで過ごされているのか想像してみましょう。病気と闘っている患者さんの思いを感じ、看護師としてどのように患者さんとかかわり、寄り添っているのかを学んでくださいね。

第 5 章

看護過程と
実習記録

この章では、「看護過程」って何？ 記録ってなぜ書くの？ といった疑問から始まり、スムーズに記録作成ができるコツ、実習後の学習方法までを詳しく解説します。さらに、明日の実習にどう向き合うべきかのアドバイスも紹介。実習と学びが一つにつながるよう、一緒に進めていきましょう！

01　看護過程と問題解決思考

　看護過程の展開は「難しい」というイメージがつきもので、実習を乗り越える難関の一つのようです。授業では基本的な内容を学び、実習では受け持ち患者さんの状況に合わせて看護過程を展開していくことが求められます。この段階で、「わからない」「できるか不安」という声をよく聞きます。

　実習では患者さんの看護問題を理解し、その問題解決に向けて看護を行っていきます。

1　看護過程への理解と日常生活

　難解に感じられる看護過程ですが、より理解するためには日常生活との関連性を知ることが役立ちます。**日々の生活のなかで、無意識に問題解決思考を使っているから**です。

　基本的には看護も以下と同じ思考過程を踏んでいます。**看護過程とは、看護の現場での問題解決思考**のことなのです。

1／日常生活における問題解決の例

　具体的な例を考えてみましょう。課題が指定期日に提出できなかったという状況を考えます。その背景には以下のような理由があるかもしれません。

- 課題を後回しにした。
- 勉強の進度が遅く、課題に通常の倍の時間が必要だった。
- 講義プリントやノートが整理されていなかった。
- 期日をメモしていなかった。
- 友人との情報共有を怠っていた。　　　　　　　　　　　　　　など

2 / 問題解決への取り組み

このような問題を解決するためには以下のような対策が考えられます。

問題

- 課題への取り組みの行動を変えないと再度、課題の未提出が起きる。

目標

- 指定期日に課題を提出する。

方策（計画）

- 講義プリントやノートを整理し、必要な資料をすぐに取り出せるようにする。
- 課題の内容と期限を友人にも確認する。
- 課題提出前日には友人と連絡を取る。　　　　　　　　　　　　　　　など

3 / 問題解決の実行と結果

計画を実行し、結果を見てみましょう。

結果A

- 課題が提出期限前日に完成した。

結果B

- 課題が提出期限に間に合わなかった。課題は期限内に完成し、提出日に持っていけるように机の上に置いておいたが、バッグに入れるのを忘れてしまった。

4 / 問題解決の評価

評価を行います。

評価A

- 計画が効果的だった。同じ方法を継続する。

評価B

- 課題は期限内に完成したが、提出することができなかった。登校時の荷物の確認も不十分だった。解決策として、以下を考える。
  - ・課題が出来たら直ちに提出する。
  - ・前日にカバンに入れる。
  - ・家を出る前に再度持参するものを確認する。

2 看護過程展開の枠組みを理解し、効果的に利用する

この問題解決のフレームワークは、看護の現場でも応用できます。

1 / 学校で学んだ看護過程の枠組みを活用しよう

最初に、**自分の学校で用いられている看護過程の枠組み**を確認しましょう。それを用いることで、患者さん一人ひとりの状況やニーズに合わせた看護を実現する力を身につけることができます。具体的には、以下の過程を踏むことになります。

アセスメント・問題の抽出 → 目標 → 計画 → 実施→ 評価

枠組みの種類を理解する

ヘンダーソン、ロイ、ゴードン、科学的看護論など、多種多様な枠組みがありますね。あなたの学校はどの枠組みを使用しているでしょうか？その枠組みの基本的な考え方や使い方を理解しておきましょう。

共通の看護過程を踏む

どの枠組みを使うにしても、アセスメントから評価までの過程は共通です。だからこそ、この過程を意識しながら看護を行うことが大切なのです。

2 / 患者の情報を収集する

アセスメントの枠組みに沿って、患者さんのご家族・カルテから情報を収集しましょう。これにより、情報の整理や分析がしやすくなります。

3 / 気になる情報に注目する

「おや、何か変だぞ」と感じる情報があれば、その背後に問題が隠されているかもしれません。**気がかりな情報に関する詳細なデータを収集**し、状況を深く理解しましょう。

4 / 看護問題を見つける

　収集した情報を解釈し、問題は何であるか、その原因は何かを考えましょう。そしてその問題と情報が関連づいているか、検証します。看護問題はアセスメントから導かれるはずです。**それらがまったく別のものになっていないか**をチェックしましょう。

生理的欲求や生命の存続にかかわるものを優先する

　看護問題は「**現に起きている問題**」と「**予測される問題**（リスクとして考えられる問題）」に分けられます。起きている問題のなかでも、**生理的欲求や生命の存続にかかわる問題を優先して解決**しましょう。

5 / 看護目標を設定する

「**看護問題が解決されたら、患者さんがどのような状態になるのか**」を想像しましょう。それを、**患者さんを主語とした目標**として設定します。また、目標達成の期限も明確にすることで、自分が行った看護の評価がしやすくなります。

6 / 解決策を計画する

　問題解決のための計画は、**観察計画**（OP）、**援助計画**（TP/ CP）、**教育計画**（EP）として整理して記録しましょう。特に観察計画は、看護目標が達成されたかを評価するための基準となります。そのため、問題の根拠となった情報を含めておくことが重要です。

7 / 計画を具体的にする

計画はすべての看護師が同じケアを提供できるように、**5W1H**(whenいつ／ whereどこで／ whoだれが／ whyなぜ／ what何を／ howどのように）**を意識して具体的に記述**しましょう。これにより、それぞれの看護師の認識に違いがあっても、患者さんへのケアに対して一貫性を保つことができます。また、患者さんの個別性や強みを活用した計画とすることも忘れずに！

患者さんの「強み」とは？

患者さんの「強み」とは、その人自身が持っている力や能力のことを指します。患者さん全員が、すべてのことを看護師が行わなければ何もできない人ではないのです。**「患者さんは何ができそうか」「どうすれば患者さん自身でできそうか」という視点で患者さんを観察する**ことで、その人が本来もっている能力が見えてきます。

8 / 援助を評価し、修正する

援助は実施しただけで終わりではありません。**援助中や援助後の患者さんの反応をデータとして収集し、「援助が目標達成につながったか」を評価**します。そして、評価の結果に基づいて**計画を修正**し、次の援助につなげていきましょう。

学生であるあなた自身の視点も大切に

教員や指導者は、あなたが学生という立場であることを理解しています。援助の現場に一緒に参加し、患者さんが不利益を被らないように配慮しつつ、目標達成に向けて看護の環境を整えてくれます。

その一方で、あなた独自の視点も大切です。「患者の安全・安楽が保たれていたか」「適切な技術が提供できたのか」など、**自分がその場でどのように援助したか、また何ができなかったのか、その理由は何かを振り返る**ことも大切です。

3 初めから完ぺきを追求せず、学びの過程を楽しもう

1 / わからないことがあったり、すじ違いになることは当たり前

　看護学生であるあなたが、まだわからないことがあったり、すじ違いになってしまうことは、**ごく自然なこと**です。あなたはまだ看護について学習を始めたばかり。看護過程という手法を使いこなすには、時間と訓練が必要なのです。基礎的知識を積み重ねて、看護の実践経験を増やすことで、患者の状況をより迅速に、的確にとらえられるようになるでしょう。

2 / 先輩からの知識を吸収する

　先生や先輩看護師からのアドバイスは、患者さんの状況をとらえ、より良い援助をするための宝の山です。何年も看護過程を通じて看護を実践してきた先輩看護師の行動や考え方を理解し、自分の知識として取り入れていきましょう。

4 実習初日は患者さんの概要をとらえよう

　実習の初日には、指導者さんから患者さんの概要を聞いたり、看護記録をしっかりと確認したりすることで、**患者さんの状態、問題、目標を大まかにつかんでおく**ことが重要です。これにより、患者さんの状態をイメージしやすくなり、看護過程の展開がスムーズに進みます。そして、**それに関連した情報を集めるところから始める**と、「どんな情報を集めるべきかわからない」といった混乱やズレを減らすことができます。

5 患者の症状や治療について再度学習をしよう

　患者さんの疾病、治療（検査を含む）、看護に関連する基礎知識を再度学習することで、視点が広がり深まります。少し大変かもしれませんが、あなたの受け持ち患者さんに関する基礎知識を理解できるように学習しましょう。

02 何のために記録を書くのか

「記録が多くて寝る暇もない」「書くのが苦手」と記録に悩まされている人も多くいるのではないでしょうか。それでも、なぜ記録を書く必要があるのでしょうか?

1 / 思考の表現と共有

看護過程は問題解決思考の具現化です。**ふだん、目に見えない私たちの思考を表現するためのツール**なのです。それを他の人と共有し、客観的に眺めることによって、患者さんの目標に向けた看護実践が可能になります。

2 / 書くことで思考を形に

思考を言葉にする方法は、**話す方法と書く方法**があります。話すという手段は、その瞬間だけに表現され、思考を正確にとらえるのが難しいです。その点、書くことは、**時間が経過した後でもその時の思考のプロセスを理解することができます**。

3 / 初学者にとっての記録の価値

特に、看護の初学者である皆さんにとって、記録を書くことは**思考を整理する絶好の機会**となります。日々の記録では、「○○を実施した」「××と患者さんが言っていた」といった事実だけでなく、**その事実から自分はどのように考えるのかを表現する**とよいでしょう。あなたの思考過程が記録に表現されることで、**指導や助言を受けやすくなり**、それが患者さんへの適切な援助につながります。

03　効率のよい記録

　毎日の記録や次の日の実習に向けた準備だけでも、一日はあっという間に過ぎてしまいます。すべてを家に帰ってから行おうとすると、時間が足りなくなり、睡眠時間を削るしかなくなります。**実習の隙間時間を活用**して、記録を進めていくことをオススメします。

1 / メモをとるときの工夫

　たとえば、今日の援助計画についてアドバイスをもらったことや検討が必要なところは、**色を変えてメモ**しておきましょう。

2 / 書くことと書かないことを決める

　日々の記録では、行ったことや見たこと、聞いたことをすべて記載したくなる気持ちがあると思いますが、かけられる時間は限られています。**その日の目標や主な援助計画については、思考過程を含めて記録**します。しかし、それ以外のことは必要性を再評価して、**書かない勇気をも**つことが大切です。

3 / 実習時間内で進められること

　援助と援助の間や昼休みなどの隙間時間を利用して、実施した援助の結果や評価を記載し、可能であれば明日の援助計画も同時に進めてみましょう。その日の援助計画や患者の状態に基づいて、看護過程に情報を追加したり、アセスメントの修正や計画の修正、実施評価を行うことも実習時間内に進められるとよいです。

4 / 自宅ですること

家に帰ったら、今日の指導内容や学習の必要なことを再確認し、それに基づいて学習や考えを深める時間をもちましょう。そして、学習内容をもとに、看護過程と明日の援助計画を再確認し、追加や修正を行います。

学習方法について

インターネットに依存した学習になっていませんか？　インターネットの情報は発信元を確認しないと、誤った情報を得ることもあります。正しい知識を身につけるためには、授業の資料やテキストの理解を深めることが大切です。また、学んだことや資料をファイルで整理しておくと、次の実習でも活用できます。行き当たりばったりの学習ではなく、将来的にも利用できる学習を目指しましょう。

04　実習記録を書く際の注意点

　実習記録は公的な記録なので、正確に記述することが大切です。文章の作成にあたっては、以下の点に注意しましょう。

1 / ルールを守る

　メールやSNSとは違い、**実習記録は公式な文書**です。日常的な「つぶやき」は避け、指導者さんが読むことを意識してくださいね。

2 / 明瞭な表現を用いる

　漢字や助詞、句読点の使い方は問題ありませんか?　文章は読みやすいようにていねいに記載しましょう。

3 / 専門用語を使用する

　看護の実習記録では、日常用語ではなく**専門用語**を使用することが望ましいです。

専門用語の例

* 声がれ×→嗄声（させい）○
* しゃっくり×→吃逆（きつぎゃく）○
* 仰向け×→仰臥位（ぎょうがい）○
* げっぷ×→噯気（あいき）○
* むくみ×→浮腫（ふしゅ）○
* めまい×→眩暈（げんうん）○　　　　　　　　　　　　　など

さらに、医療の場では一部の用語は**英語の略称や記号**を用います。以下は一部の例です。

略称の例

- 血圧：BP（Blood Pressure）
- 呼吸：R（Respiration）
- 脈拍：P（Pulse）
- 体温：T, KT, BT（Body Temperature）
- 心拍数：HR（Heart Rate）
- 糖尿病：DM
- 高血圧症：HT
- がん：Ca   など

これらの用語を正しく使うことで、看護記録はより専門的で正確なものになります。

05　翌日の実習へ向けての準備

1 / 学習と計画の修正

　今日の援助について振り返り、**翌日の援助につながる学習**を行いましょう。そして、その学習をもとに、**看護過程や明日の援助計画を加筆修正**します。

2 / 自己管理

　次に、自身の生活管理について考えてみましょう。食事、睡眠、入浴など、自分も一人の生活者として、生活を整えることが大切です。患者さんに適切な援助を行うためには、自分自身が健康であることがまず第一です。

3 / 学習と生活のバランス

　実習は、頭、心、身体、気、すべてをフル動員します。それはかなりのエネルギーを消耗することを意味します。学習と生活の両立は難しいと感じるかもしれませんが、**実習中の自分に合った学習と生活のパターンを見つけるとよいです。**

例

- 学校で必要な学習を終え、自宅ではゆっくり過ごす。
- 帰宅後、生活と学習を行い、その後睡眠をとる。
- 帰宅後、仮眠を取り、夜に学習をし、その後睡眠をとる。
- 帰宅後、生活を整えてから睡眠をとり、朝早く起きて学習する。　など

4 / 気分転換

　もちろん、実習期間中も気分転換は大事。下記の例をはじめ、リラックスできる活動や、気分を変えられるものを日常に取り入れてみてください。これも大切な自己管理の一部です。

リラックスする

- 十分に睡眠をとる。
- ゆっくりお風呂に入る。
- 自分の気持ちを歌に乗せる。
- おいしいものを食べる。
- 音楽を聴く。

自分の気持ちを表現する

- 友だちや先輩に相談したり、先生や指導者の方々に自分の不安な気持ちをしっかりと伝える。

自分自身を強くする

- 深呼吸をしたり、自分自身に「できる」と自己暗示をかける。
- 自信がつくまで何度でも練習する。

著者

加邉　隆子

慈恵第三看護専門学校・副校長

山田たず子

慈恵第三看護専門学校・教務主任

伊藤百合子

慈恵第三看護専門学校・専任教員

那須　詠子

慈恵第三看護専門学校・専任教員

葛谷　辰枝

慈恵第三看護専門学校・専任教員

看護学生のためのはじめての実習ハンドブック

2023年7月31日　第1版第1刷発行　　　　　　　　　　定価（本体1,600円＋税）

著　者　　加邉隆子・山田たず子・伊藤百合子・那須詠子・葛谷辰枝 ©　　＜検印省略＞

発行者　　亀井　淳

発行所　　株式会社　メヂカルフレンド社

〒102-0073　東京都千代田区九段北3丁目2番4号
麹町郵便局私書箱48号　電話 (03) 3264-6611　振替00100-0-114708
https://www.medical-friend.jp

Printed in Japan　落丁・乱丁本はお取り替えいたします。　　　　　印刷・製本／シナノ書籍印刷（株）
ISBN978-4-8392-1726-6　C3047　　　　　　　　　　　　　　　　　　　　107145-107